W0257315

In Verbindung mit den Büchern der Ärztlichen Praxis und nach den gleichen Grundsätzen redigiert, erscheint die Monatsschrift

Die Ärztliche Praxis

Unter steter Bedachtnahme auf den in der Praxis stehenden Arzt bietet sie **aus zuverlässigen Quellen sicheres Wissen** und berichtet in kurzer und klarer Darstellung über alle Fortschritte, die für die ärztliche Praxis von unmittelbarer Bedeutung sind.

Der Inhalt des Blattes gliedert sich in folgende Gruppen:

Originalbeiträge: Diagnostik und Therapie eines bestimmten Krankheitsbildes werden durch erfahrene Fachärzte nach dem neuesten Stand des Wissens zusammenfassend dargestellt.

Fortbildungskurse: Die internationalen Fortbildungskurse der Wiener medizinischen Fakultät teils in Artikeln, teils in Eigenberichten der Vortragenden. Das Gesamtgebiet der Medizin gelangt im Turnus zur Darstellung.

Seminarabende: Dieser Teil gibt die Aussprache angesehener Spezialisten mit einem Auditorium von praktischen Ärzten wieder.

Neuere Untersuchungsmethoden: Die Rubrik macht mit den neueren, für die Praxis geeigneten Untersuchungsmethoden vertraut.

Aus neuen Büchern: Interessante und in sich abgeschlossene Abschnitte aus der neuesten medizinischen Literatur.

Zeitschriftenschau: Klar gefaßte Referate sorgen dafür, daß dem Leser nichts für die Praxis Belangreiches aus der medizinischen Fachpresse entgeht.

Der Fragedienst vermittelt jedem Abonnenten in schwierigen Fällen, kostenfrei und vertraulich, den Rat erfahrener Spezialärzte auf brieflichem Wege. Eine Auswahl der Fragen wird ohne Nennung des Einsenders veröffentlicht.

Die Ärztliche Praxis kostet **im Halbjahr zurzeit Reichsmark 3·60** zuzüglich der Versandgebühren.

Alle Ärzte, welche die Zeitschrift noch nicht näher kennen, werden eingeladen, Ansichtshefte zu verlangen.

Innerhalb Österreich wird die Zeitschrift nur in Verbindung mit dem amtlichen Teil des Volksgesundheitsamtes unter dem Titel „Mitteilungen des Volksgesundheitsamtes" ausgegeben.

STÖRUNGEN IN DER FREQUENZ UND RHYTHMIK DES PULSES

VON

PROFESSOR **Dr. EDMUND MALIWA**
Baden bei Wien

MIT 4 TEXTABBILDUNGEN

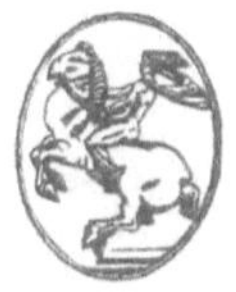

SPRINGER-VERLAG BERLIN HEIDELBERG GMBH
1928

ISBN 978-3-662-40558-1   ISBN 978-3-662-41037-0 (eBook)
DOI 10.1007/978-3-662-41037-0

Vorwort.

Dieses Büchlein ist nach der Absicht der Herausgeber für den Arzt der allgemeinen Praxis bestimmt. Die durchgehende Berücksichtigung dieses Wunsches bedingt eine besondere Art der Darstellung: es mußte auf die Verwendung aller dem praktischen Arzte nicht zur Verfügung stehenden diagnostischen Methoden Verzicht geleistet werden, so daß naturgemäß auch die differentialdiagnostische Abgrenzung gewisser Krankheitszustände eine Vereinfachung erfuhr; nur dort, wo es zur endgültigen Klarstellung des pathologischen Geschehens unerläßlich ist, erfolgt ein Hinweis darauf. Für den Kliniker, der gewohnt ist, unter dem schützenden Dache einer wohl ausgerüsteten Anstalt die der Differentialdiagnose dienenden Untersuchungen bis aufs Äußerste auszunützen, lag eine gewisse Schwierigkeit darin, im Bereiche der primitiven Untersuchungsmöglichkeit Winke zur erkennenden Trennung scheinbar ähnlicher Krankheitsbilder zu geben. Das Entbehren graphischer Registrierungsmethoden stellt den Arzt vor ungleich schwerere Aufgaben hinsichtlich der Schärfe und zusammenfassenden Verwertung seiner Beobachtung, die allerdings durch Übung gehoben werden kann und die durch bewußte Überlegung geleitet werden muß. Deshalb halte ich auch eine Wiederholung der physiologischen Erkenntnisse als Basis für die Darstellung der Pathologie für notwendig.

Die Überlegung, daß seit der Zeit, als die Ärzte jetzt mittleren und höheren Alters ihre Ausbildung beendigten, gerade auf dem Gebiete der Frequenz- und Rhythmusstörungen eine Reihe fundamental neuer Tatsachen gefunden und Erklärungen geschaffen wurden wie, man kann es ruhig behaupten, auf kaum einem anderen speziellen Forschungsgebiete der Medizin, ließ mich den Gedanken der Herausgeber freudig begrüßen, eine geschlossene, zusammenfassende Darstellung dieser neuen Kenntnisse im Hinblicke auf ihre Verwertungsmöglichkeit durch den praktischen Arzt zu geben.

Im Interesse der Kürze und Übersichtlichkeit mußte ich mir allerdings versagen, auf strittige Probleme näher einzugehen, verschiedene Ansichten gegenüber zu stellen, die subjektive Meinung zu äußern; ich mußte mir in dieser Unterordnung auch versagen, die Namen von Autoren anzuführen, die wir sonst als unvergängliche Mehrer unseres Wissens mit dankbarer Verehrung nennen. Nur drei der größten seien erwähnt, weil auf ihren Arbeiten in der Hauptsache meine Darstellung beruht: E n g e l m a n n als Begründer der myogenen Theorie der Herzaktion, E i n t h o v e n als Erfinder des Saitengalvanometers, das die Elektrokardiographie ermöglicht, und W e n c k e b a c h als Entdecker der Verschiedenheiten in den Arrhythmieformen.

Da verschiedene hier zu erörternde Krankheitsbilder häufiger dem praktischen Arzte unterkommen als sie im Krankenhaus zur Beobachtung gelangen, da weiters die prognostische Beurteilung der Rhythmusstörungen des Pulses gerade in den letzten anderthalb Jahrzehnten eine wesentlich geänderte ist, gebe ich mich der Hoffnung hin, mit der Verbreitung dieser Kenntnisse etwas Nützliches zu leisten.

E. Maliwa.

Inhalt.

Die funktionellen Störungen.

Selbst ohne Beibringung eines zahlenmäßigen Beweismateriales wird die Behauptung unwidersprochen bleiben, daß in den Jahren nach dem Krieg die Fälle mit sogenannten funktionellen Störungen des Kreislaufapparates eine ganz bedeutende Vermehrung aufweisen; zumindest zeigen gewisse Schichten der Bevölkerung diese Anfälligkeit für funktionelle Erkrankungen im Zirkulationssysteme. Es sind vor allem die intellektuell arbeitenden Menschen der Großstadt, die sich durch ihre näheren Beziehungen zu den Schwankungen des Wirtschaftslebens und den damit verbundenen Sorgen und Aufregungen, die keine Ruhepause lassen, anscheinend in einer besonderen Exposition befinden; aber auch ländliche Bevölkerungskreise bleiben nicht völlig verschont. In den Begriff „funktionelle Störung" fasse ich nicht bloß die primäre Hypertonie und die nichtsklerotische Angina pectoris, sondern, entsprechend dem Inhalt des Buches, vor allem auch einen Teil jener Störungen in der Frequenz und Rhythmik, die nicht anatomisch bedingt sind; und es liegt gerade darin jener grundlegende Fortschritt unserer Erkenntnis, daß wir im Gegensatze zu den Anschauungen früherer Jahrzehnte lernten, selbst schwerere und anhaltende Veränderungen der Herzrhythmik mit anderen Augen zu betrachten und aus der Tatsache ihres Vorhandenseins nicht von vornherein schon irreparable anatomische Veränderungen anzunehmen. Es liegt auf der Hand, daß die hier zu treffenden feineren Unterscheidungen in der Entstehungsursache einer Störung auch eine bedeutende Erschwerung der differentiellen Diagnose bedeuten und diese Schwierigkeit ist um so größer, wenn wir uns vor Augen halten, daß sichere funktionelle Störungen anatomische Schädigungen im Gefolge haben können, sei es, daß die anfängliche Störung überhaupt der versteckte Beginn einer anatomischen Läsion war oder, was vielleicht häufiger der Fall ist, daß sich die anatomische Schädigung sekundär als Folge der funktionellen Störung entwickelt.

Hinsichtlich des Begriffes „funktionelle Störung" überhaupt sei hier die allgemeine Bemerkung angebracht, daß er nicht mit dem Begriffe einer Neurose zusammengeworfen werden darf. Die Annahme einer funktionellen Störung beinhaltet in erster Linie ein negatives Charakteristikum: daß nämlich keine Substratveränderung histologisch nachweisbar ist. Die functio laesa muß also nicht regelmäßig als Folge einer organischen Erkrankung angesehen werden. Aber auch die diagnostische Annahme einer Neurose bedarf weitgehender Einschränkungen, wie mannigfache Beispiele aus dem Gesamtgebiete der inneren Medizin und der Neurologie erweisen. Man denke nur an die Magenneurose, die sich als Ulcus duodeni, an den nervösen Darmkatarrh, der sich als chronische Colitis oder als bakteriell-chemisch bedingte Erkrankung entpuppt. In ähnlicher Weise dürfen wir unter Einbekenntnis der Lückenhaftigkeit unserer Kenntnis auch annehmen, daß gewisse funktionelle Störungen der Herzrhythmik wie zum Beispiel die vom Sinusknoten ausgehenden Tachykardien oder das Vorhofflimmern und andere später zu schildernde Krankheitsbilder die Folge zellulärer Stoffwechselstörungen sind, die vielleicht durch die Analyse der Elektrolytverteilung später einmal unserem Verständnisse nähergebracht werden. Wesentlich ist, die Begriffe funktionelle Störung und Neurose auseinanderzuhalten, auch bei jenen in den speziellen Abschnitten angeführten Krankheitsbildern, wo auf den genetischen Zusammenhang mit dem Nervensystem hingewiesen wird.

Die neue Terminologie.

Wie in jedem Spezialgebiete der Medizin hat sich auch hier eine eigene Terminologie entwickelt, deren einzelne prägnante Bezeichnungen gewisse Begriffe umfassen, welche man kennen muß, nicht bloß um überhaupt die Mannigfaltigkeit der Pathologie zu erfassen, sondern schließlich auch um sich leichter in der einschlägigen Literatur zurechtzufinden. Man muß eben erst die Sprache verstehen, um den Sinn erfassen zu können. Darum sollen in den folgenden Zeilen einige dieser speziellen Bezeichnungen kurz erläutert werden.

Zuerst erwähne ich den Begriff „Reizleitungssystem". Seit der Anerkennung der myogenen Theorie der Herzaktion wissen wir, daß die Fortpflanzung der Kontraktionserregung nicht längs Nervenbahnen erfolgt, sondern auf dem

Wege einer ununterbrochenen Kette von einzelnen Kontraktionen der Herzmuskelfasern. Allerdings findet man, daß für diese Aufgabe der Erregungsfortpflanzung ein spezieller Teil der Muskulatur des Herzens eine besondere Ausbildung erhält, der im Gegensatze zu der gewöhnlichen Arbeitsmuskulatur die Bezeichnung spezifisches Muskelgewebe bekam.

Der Beginn des Kontraktionsreizes erfolgt im sogenannten Sinusknoten in der Wandung der großen Hohlvene bei ihrer Einmündung in den rechten Vorhof; dieser Sinusknoten besteht aus Muskelgewebe, das durch zahlreiche Verbindungsfasern mit der Vorhofmuskulatur im Zusammenhang steht. Von hier aus breitet sich der Reiz über die gesamte Vorhofmuskulatur aus. Experimentelle Beobachtungen sprechen allerdings dafür, daß es vielleicht auch einen direkten Weg der Reizleitung bis zu Ventrikeln gibt, da nach einer Sinusknotenreizung eine Ventrikelsystole ohne vorausgegangene Vorhofsystole beobachtet werden kann.

Jedenfalls erfolgt aber die normale Überleitung vom Vorhof auf die Ventrikel durch das sogenannte Atrioventrikularsystem, das aus dem Aschoff-Tawaraschen Knoten oberhalb der Ventrikelscheidewand und aus dem Hisschen Bündel besteht. Dieses Atrioventrikularsystem ist durch eine Art Lymphscheide von der benachbarten Arbeitsmuskulatur abgesondert und besitzt auch seine eigene Gefäßversorgung von der rechten und linken Koronararterie.

Das Hissche Bündel teilt sich in einen rechten und linken Schenkel, die aber ganz verschiedene Formen aufweisen, was für die Pathologie von außerordentlicher Wichtigkeit ist. Der rechte Schenkel geht nämlich als geschlossenes Bündel in der rechten Seite der Kammerscheidewand nach abwärts, wo er sich im Papillarmuskel aufteilt. Der linke Schenkel breitet sich dagegen sehr bald nach seiner Abtrennung fächerartig aus. Durch diese verschiedene anatomische Form erklärt sich die weitaus größere Häufigkeit einer Unterbrechung (Blockierung) des rechten Schenkels, da schon ein kleiner zirkumskripter Herd genügen wird, um eine vollständige Behinderung der Leitung hervorzurufen.

Eine weitere Gruppe immer wiederkehrender prägnanter Bezeichnungen beinhaltet die positive oder negative, das heißt fördernde oder mindernde Beeinflussung der Grundfunktionen des Herzmuskels, die im folgenden Abschnitt über die Physiologie der Herzbewegung noch einmal erörtert werden. Hier möge nur mit den Ausdrücken selbst vertraut gemacht werden. Es ist dies

1. die **i n o t r o p e** Beeinflussung (von $\check{\iota}\varsigma$. $\check{\iota}v\acute{o}\varsigma$ Muskel, Kraft und $\tau\varrho\acute{o}\pi o\varsigma$ Wendung, Richtung), worunter eine Wirkung auf die **K r a f t** des Herzmuskels selbst oder auf dessen **K o n t r a k t i l i t ä t** verstanden wird;

2. die **b a t h m o t r o p e** Beeinflussung (von $\beta\alpha\vartheta\mu\acute{o}\varsigma$ Schwelle, Stufe), worunter wir eine Wirkung auf die **E r r e g- b a r k e i t** oder die Höhe der Reizschwelle verstehen;

3. die **d r o m o t r o p e** Beeinflussung (von $\delta\varrho\acute{o}\mu o\varsigma$ der Lauf), welche die **R e i z l e i t u n g** verändert; und

4. die chronotrope Beeinflussung (von $\chi\varrho\acute{o}vo\varsigma$ die Zeit), welche auf die **S c h n e l l i g k e i t   d e r   R e i z e n t s t e h u n g** und somit bei ungestörtem Vorhandensein der übrigen Grundfunktionen direkt auf die **F r e q u e n z** des Herzschlages einwirkt. Prinzipiell muß ja angenommen werden, daß jeder Reiz für die Herzkontraktion im Herzen selbst entsteht und nicht von außen her zugeleitet wird. Allerdings gibt es hemmende und fördernde, also negativ und positiv chronotrope Impulse, die vom Zentralnervensystem auf bestimmten Bahnen zum Herzen gebracht werden. Wie jedes automatisch arbeitende Organ steht ja auch das Herz unter einem doppelten Einflusse: der Nervus vagus als hemmender Nerv, der nach einem sehr lebendigen Bilde als Zügel, und der Nervus sympathicus als beschleunigender, akzelerierender Nerv, der gewissermaßen als Peitsche wirkt.

Über den Vorstellungskomplex dieser Tropismen muß man sich völlig im klaren sein, weil sie in den nachfolgenden Erörterungen häufig wiederkehren und als bekannt vorausgesetzt werden.

Die Physiologie der Herztätigkeit.

Um eine bewußte Analyse der von verschiedenen Seiten her möglichen Störungen in der Frequenz und Rhythmik des Pulses vornehmen zu können, ist es nötig, sich über den physiologischen Ablauf der Herztätigkeit Rechenschaft zu geben.

Sehr frühzeitig in der embryonalen Entwicklung zeigt sich in den schlauchförmig angeordneten Muskelzellen des primären Zirkulationszentrums eine kontraktive Tätigkeit, bei der sich aber der Schlauch nicht auf einmal als ganzer zusammenzieht, sondern wobei bereits eine Art Kontraktionswelle erkenntlich

ist, die an einem bestimmten Anfangsstücke, der späteren Ein
mündung der Hohlvene in den rechten Vorhof, beginnt, das
auch zuerst angelegt wird, und von hier bis zum arteriellen
Ende verläuft. Diese Tätigkeit kommt durch die der Herzmuskelzelle innewohnenden spezifischen Eigenschaften zustande, an
ihr ändert sich prinzipiell auch bei der späteren Differenzierung
zu dem vierfach unterteilten komplizierten Organ nichts. Seine
Aufgabe ist stets die gleiche geblieben, auch wenn sich der ur-
sprünglich einheitliche Herzschlauch durch Wendung und Dre-
hung sowie durch die Anlage eines konstanten (Herzscheidewand)
und eines intermittierenden Septums (der Klappen) zu dem endgültigen Organe ausgestaltet, bei dem eigentlich nur mehr die
Kammern selbst die motorische Funktion für den Kreislauf über-
nommen haben, während die Vorhöfe eine Art Sammelbecken und
regulierender Windkessel geworden sind.

Die Rhythmik der Herztätigkeit läßt folgende vier
elementaren Funktionen annehmen: die Kontraktilität,
die Erregbarkeit, die Reizleitung und die Kontraktionsreizer-
zeugung. Diese Eigenschaften sind den Herzmuskelfasern inne-
wohnend.

1. Die Kontraktilität ist die charakterisierende
Eigenschaft für die glatte und quergestreifte Muskelzelle und
bedeutet das Vermögen des Muskels, durch seine Verkürzung
Arbeit zu leisten. Die Kontraktilität des Herzmuskels zeigt aber
insoferne eine auf dieses Organ beschränkte Eigentümlichkeit,
daß auf einen wirksamen Reiz hin stets eine maximale Zusam-
menziehung erfolgt (Alles- oder Nichts-Gesetz). Allerdings kann
die Leistung durch Einflüsse mannigfacher Art (Nervensystem,
Elektrolyte, Hormone?) gefördert und gehemmt werden: positiver und negativer inotroper Einfluß. Neben der Kontraktilität
dürfte auch dem Tonus des Herzmuskels eine bedeutende und
vielleicht selbständige Rolle zufallen. Der Tonus wird auf reflektorischem Wege geregelt; nach dem später zu schildernden
Verhalten des Herzmuskels im Beginne der Diastole würde
theoretisch phasenweise dieser Einfluß aufhören. Ein Maß für
den Tonus besitzen wir nicht. Klinisch erkennen wir nur sein
Fehlen, da ein Nachlassen des Tonus zur Erweiterung und ungenügenden Entleerung der Herzhöhlen führt.

2. Die Erregbarkeit ist für den Beginn jeder funktionellen Inbetriebsetzung wesentlich. Im Muskel dürfte sie an
das Vorhandensein einer rezeptiven Zwischensubstanz gebunden
sein. Für die Herzmuskelzelle charakteristisch ist, daß die Erregbarkeit während und knapp nach der Systole vollständig,

auch für den stärksten Reiz erloschen ist (Refraktäre Phase). Erst in der Diastole kehrt allmählich, gradweise zunehmend, die Erregbarkeit zurück; das heißt, je später in der Diastole ein Reiz auftritt, desto geringer kann er sein, um eine maximale Kontraktion auszulösen. Die Erregbarkeit des Herzmuskels kann demgemäß nicht an der Größe der Kontraktion gemessen werden; sie wird durch den Schwellenwert des Reizes bestimmt, der eben noch eine Kontraktion auslöst. Förderung oder Hemmung der Erregbarkeit wird mit positiver oder negativer bathmotroper Wirkung bezeichnet.

3. Bezüglich der Reizleitung ist zu bemerken, daß der normale Ablauf der Kontraktion in den verschiedenen Herzabschnitten nur durch eine intakte Fortleitung des Reizes gewährleistet wird. Ohne die experimentellen Beweise zu bringen, er-

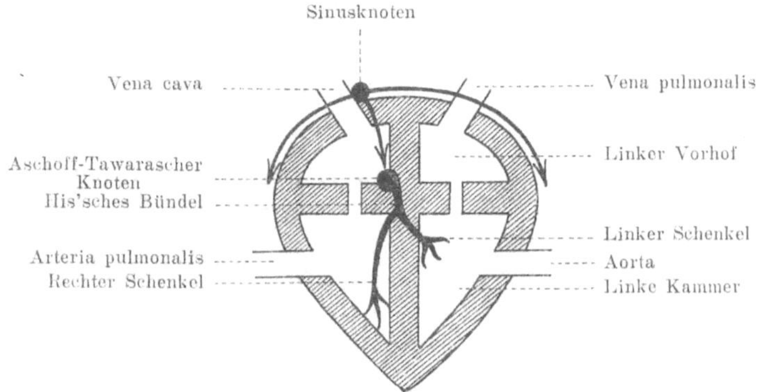

Abbildung 1. Schema des Reizleitungsystems.

wähne ich, daß wir heute als den Weg der Reizleitung das spezifische Muskelsystem annehmen müssen. Der aus Muskelgewebe gebildete Keith-Flak'sche Sinusknoten an der Vena cava superior wird als Sitz des Beginnes des Erregungsablaufes angesehen, der sich im Aschoff-Tawara'schen Atrioventrikularknoten und im His'schen Bündel von den Vorhöfen auf die Kammern überpflanzt (Abbildung 1). Innerhalb der einzelnen Abschnitte ist die Reizleitung eine sehr rasche, sie verzögert sich beim Übergang eines Herzabschnittes in den anderen. Ähnlich der Erregbarkeit ist die Reizleitung sofort nach der Systole vollständig aufgehoben und erholt sich erst allmählich während der Diastole. Wir unterscheiden positive und negative dromotrope Wirkungen, je nach der Förderung oder Hemmung der Reizleitung. Digitalis wirkt typisch negativ dromotrop, es hemmt die Reizleitung.

4. Was den Kontraktionsreiz betrifft, so ist bei der nomotopen, also an der normalen Stelle entstehenden Reizbildung der Sitz im Venensinus, wodurch ein für die Zirkulation des Blutes richtiger Beginn und zweckmäßiger Ablauf der Kontraktion gewährleistet wird. Es gibt aber auch eine heterotope Reizbildung, bei der von jeder beliebigen Stelle der Vorhof- oder Kammermuskulatur Kontraktionen ausgelöst werden. Diese bedingen die Selbständigkeit, die „Automatie" der einzelnen Herzabschnitte, vor allem der Kammer, was für die Aufrechterhaltung der Zirkulation und damit des Lebens überhaupt von der allergrößten Bedeutung ist. Dieser Kontraktionsreiz entsteht automatisch, das heißt, ohne Vermittlung des Nervensystems. Wir ersehen dies aus der experimentell zu erzielenden Fortdauer von rhythmischen Kontraktionen bei Herzen, die vollständig vom Nervensystem isoliert sind. Allerdings kann das Nervensystem die zeitliche Aufeinanderfolge der Reizentstehung regulieren, also durch positiv chronotropen Einfluß beschleunigen, durch negativen verlangsamen. Die Reizentwicklung ist die Voraussetzung der Rhythmik. Auch die Reizbildung erlischt in der Systole.

Zusammenfassend sehen wir, daß die fundamentalen Funktionen, die für den regelmäßigen und geregelten Ablauf der Herzrevolution nötig sind, mit der Muskelfaser verknüpft werden müssen. Das Zusammenwirken der einzelnen Herzabschnitte, die Tätigkeit des ganzen Organes ist myogen. Die Beeinflussung der einzelnen Teilfunktionen, die Anpassung des Herzens an die wechselnden, vom Gesamtorganismus gestellten Aufgaben, also die Regelung in positivem oder negativem Sinne ist neurogen. Bezüglich der spezifischen Muskelsysteme, die im Zusammenhange mit der Reizleitung angeführt wurden, ist zu erwähnen, daß diese nicht bloß für die Fortleitung der Reize in Betracht kommen, sondern in ihrem ursprünglichen Sinne als kardiomotorisches System anzusehen sind. Die baumzweigartige Ausbreitung in der Trabekularmuskulatur sowie die subendokardialen Netze im größten Teile des Kammergebietes verschaffen eine möglichst innige Verbindung mit der Arbeitsmuskulatur. Alle auch vom Sinusknoten entfernten Stellen funktionieren als Zentren der Erregbarkeit, die nur von dem gebahnten und überwertigen Sinusreiz gehemmt werden. Ihre aus pathologischen Ursachen erfolgte Selbständigkeit bewirkt eine Änderung des Kontraktionsablaufes sowie unter Umständen einen eigenen selbständigen Kammerrhythmus, der regelmäßig oder regellos, langsam oder rasch sein kann.

Humorale Übertragung des Kontraktionsreizes.

Im Zusammenhange mit der Schilderung des Kontraktionsreizes muß auch der humoralen Übertragungsmöglichkeit eines Herzerregungsstoffes gedacht werden, des sogenannten Herzhormons. An und für sich ist es klar, daß die Erregung der spezifischen Muskelzentren und Muskelbündel auf chemischen Vorgängen beruht. Und die Experimente lehren, daß bestimmte Änderungen in der Elektrolytkomposition der Durchspülungsflüssigkeit die Reizbildung und damit die Frequenz des Herzschlages beeinflussen. Die bisher untersuchten Hormone sind alkohollöslich, dialysierbar, hitzebeständig und können also nicht hochmolekulare labile Substanzen enthalten. Der mögliche Weg einer Wirksamkeit, die ihrer praktischen Erprobung am Menschen noch harrt, liegt also darin, daß die Reizbildung Objekt der therapeutischen Beeinflussung wird. Der Streit darüber, ob der Stoff spezifisch sei oder nicht, ist für diesen Zweck irrelevant. Nach dem eingebürgerten medizinischen Sprachgebrauche kann nur ein aus dem Herzen selbst gewonnenes Hormon die Bezeichnung Herzhormon verdienen (analog dem Hormon der Thyreoidea, der Ovarien), wenngleich in allen möglichen Organen, vor allem in der Leber, auf das Herz einwirkende Hormone nachzuweisen sind. Die hormonale Behandlung von Herzerkrankungen kann vorläufig für die allgemeine Praxis nicht empfohlen werden. Günstigen Beurteilungen stehen mehr absolute Ablehnungen gegenüber. Unter diesen Verhältnissen könnte durch Versuche mit Herzhormon die günstigste Zeit für die Anwendung der erprobten Herzmittel versäumt werden. Zweckmäßig erscheint der Vorschlag Haberlandts, einen therapeutischen Versuch mit Brühe von Kalbsherzen zu machen. Eine Kontraindikation ist bei dieser Methode kaum aufzustellen, wenn bei hinreichend genauer Beobachtung des Falles die alten und bewährten Herzmedikamente rechtzeitig zur Verschreibung kommen.

Die Schilderung unserer Kenntnisse über den normalen Mechanismus der Herzaktion mußte etwas ausführlicher erfolgen, weil in ihnen das Verständnis für jenen Teil der Pathologie ruht, die einzelne Grundfunktionen verändert. Im Gegensatze zu den wohlbekannten Klappenfehlern mit ihrem eindeutigen anatomischen Substrate und ihrem klinischen Symptomenbilde ist die Kenntnis dieser intimeren Vorgänge der Grundfunktionen des Herzens noch nicht Gemeingut aller Ärzte geworden.

Die Physiologie des Pulses.
Seine Frequenz, sein Rhythmus und seine Größe.

Durch die Kontraktion des linken Ventrikels und die hiedurch bewirkte Entleerung seines Inhaltes bekommt die im großen Kreislaufe enthaltene Blutmenge einen Zuwachs. Das, was wir als Puls fühlen, ist aber nicht die fortschreitende Strömungsbewegung des Blutes, sondern die durch die Systole hervorgerufene Wellenbewegung, die sich durch die gesamte Blutsäule bis zu den Kapillaren fortpflanzt. Unda non est materia progrediens, sed forma materiae progrediens. Durch die gebräuchliche Palpation gelangt die rasch vorübergehende Ausdehnung der Arterie mit ihrem nachfolgenden Zusammensinken zur Wahrnehmung.

In selteneren Fällen wird man auch die direkte Beobachtung des Pulses mit dem Auge vornehmen; besonders geeignet hiefür ist die Arteria brachialis, unter Umständen auch die Arteria dorsalis pedis, die sich bei einer durch Sklerose oder Tonuserhöhung hervorgerufenen Wandrigidität diagnostisch verwertbar abheben. Erwähnt sei hier auch noch der Kapillarpuls, und zwar deswegen, weil er nicht bloß bei der klassischen Aorteninsuffizienz sondern auch bei jenen später zu schildernden Rhythmusstörungen beobachtet werden kann, die durch eine plötzliche Vermehrung des Schlagvolums eine mächtige Welle in die Peripherie entsenden.

Die für den vorgeschriebenen Betrachtungsumfang wichtigsten Einzelqualitäten des Pulses sind die Frequenz des Pulses, sein Rhythmus, sowie auch seine Größe (Äqualität), da bei Störungen des Rhythmus fast stets auch Ungleichmäßigkeiten in der Größe vorhanden sind.

Die Frequenz ist die Zahl der Pulswellen in der Zeiteinheit, für gewöhnlich pro Minute gemessen. Da eine große Anzahl von physiologischen Einflüssen die Zahl verändert, ist es zweckmäßig, sich dieser kurz zu erinnern; ich erwähne hier nur einzelne.

Das Lebensalter: Mit zunehmendem Alter nimmt die Frequenz ab, erst in höherem Alter kann sie ein wenig zunehmen.

Als Normalzahlen für die Pulsfrequenz seien angeführt:
Säuglingsalter (1. bis 12. Monat) 140 — 120 Pulse,
1. bis 2. Lebensjahr 110,
4. bis 5. Lebensjahr 103,
5. bis 10. Lebensjahr 100 — 90,
10. bis 15. Lebensjahr 90 — 76 und vom
20. bis 60. Lebensjahr 72 — 68.

Das Geschlecht: Frauen haben durchschnittlich 6 bis 8 Pulse mehr als gleichaltrige Männer.

Die Körperlänge: Bei größeren Personen ist die Frequenz niedriger als bei kleinen.

Aufrechte Haltung, körperliche Bewegung, geistige Erregung erhöhen die Frequenz. Als Ausnahme bei der Haltung erwähne ich aber die lordotische Haltung bei Adoleszenten mit Albuminurie; während des Provokationsversuches (durch lordotisches Stehen oder Knien) sieht man bei derartigen Patienten eine Verlangsamung des Pulses mit gleichzeitigem Kleinerwerden, was hier pathognomonisch wichtig ist.

Nahrungs- und vor allem Flüssigkeitsaufnahme wirkt frequenzerhöhend; längerer Hungerzustand setzt die Pulszahl herab.

Die Atmung hat bei normalen Individuen nur einen geringen Einfluß, der sich meistens nur bei der graphischen Darstellung bemerkbar macht. Im allgemeinen nimmt die Frequenz bei der Inspiration zu, bei der Exspiration ab. Diagnostisch sehr wichtig ist aber der Valsalva'sche Versuch, den man bei jedem Falle vornehmen soll, wenn man sich über die nervöse Erregbarkeit des Herzens orientieren will. Man läßt den Patienten nach einer maximalen Inspiration bei geschlossener Glottis pressen; es kann je nach der Erregbarkeit des Vagus eine geringere oder stärkere Herabsetzung der Frequenz auftreten, der nach der Exspiration eine Erhöhung von verschieden langer Dauer folgt.

Der normale Rhythmus des Pulses zeigt sich darin, daß die einzelnen Pulswellen in gleichen Intervallen folgen. Zur Erkennung geringer Unterschiede in den Intervallen und deren etwaiger regelmäßiger Wiederkehr ist wohl die graphische Darstellung nötig; aber geübte Beobachtung kann es auch hier weit bringen. Jedenfalls wird man bei einer vermuteten Störung des Rhythmus darauf achten, ob die Arrhythmie anscheinend völlig regellos und anhaltend ist oder ob sich wiederholende Gruppen feststellen lassen. Hier kann einesteils eine

Folge regelmäßiger Pulse durch eine Unregelmäßigkeit unterbrochen werden, indem Pulse ausfallen oder eingeschoben werden; oder aber die Unregelmäßigkeiten folgen sich in gleichbleibenden Perioden. Über das Zustandekommen dieser Arrhythmien wird später gesprochen werden. Die aus einer Zeit rein deskriptiver Tätigkeit stammende, klassifizierende Namengebung einzelner Arten der Pulsunregelmäßigkeiten (wie pulsus myurus, pulsus incidens oder deficiens) wird heute nicht mehr verwendet, weil diese Bezeichnungen über das Zustandekommen nichts aussagen.

Mit Ungleichmäßigkeiten des Rhythmus sind sehr häufig Ungleichmäßigkeiten in der G r ö ß e des Pulses verbunden. Unter Größe des Pulses versteht man den Umfang der durch die Pulswellen entstandenen Bewegung. Je weiter die Amplitude zwischen Ausdehnung und Zusammenfallen des Arterienrohres, desto größer ist der Puls. Das Zustandekommen der Amplitude hängt von der Funktion des Herzens und der Gefäße ab. Erhöhter Tonus der Arterienwand (mit erhöhtem Drucke), der durch die physikalische Beschaffenheit der Wandung oder die vasomotorische Einstellung der Arterienmuskulatur bedingt ist, setzt die Exkursionen herab. Was das Herz anlangt, so wird ein größeres Schlagvolumen auch den Puls vergrößern; eine kürzere Dauer der Systole wird ceteris paribus ebenfalls die Amplitude vergrößern. Die Frequenz des Pulses ist insofern von Bedeutung, als bei zunehmender Häufigkeit die Größe des Pulses sinkt.

Der Pulsus paradoxus.

Auf den Zusammenhang der Pulsgröße mit der Atmung sei schon hier hingewiesen, weil in gewissen Fällen die Größe bei der Inspiration abnehmen kann: „Pulsus paradoxus.“ Seine pathognomonische Bedeutung für die Mediastinopericarditis erhält der sogenannte paradoxe Puls nur im Vereine mit inspiratorischem Anschwellen der Halsvenen; ohne dieses wichtige Begleitsymptom kommt der Pulsus paradoxus auch bei allen möglichen anderen Zuständen vor. Zuerst muß man an eine Täuschungsmöglichkeit denken, daß bei der inspiratorischen Hebung des Thorax die Arteria subclavia in ihrem Schlitze zwischen Rippe und Clavicula abgeklemmt wird; auch der Karotispuls kann durch die Anspannung des Musculus sternocleidomastoideus für die Palpation unzugänglich werden, so

daß unter Umständen dieser Kontrollbehelf versagt. Man muß
also zur verläßlichen Kontrolle auch andere oberflächlich ver-
laufende Arterien aufsuchen. Wichtiger sind die in der Dynamik der Respiration gelegenen Ursachen, die sich insbesondere
bei erschwertem Luftzutritt in die Lungen, wie zum Beispiel
beim Müllerschen Versuche, in dem man bei geschlossener
Glottis eine Inspirationsbewegung des Zwerchfelles ausführen
läßt, sowie bei Myokardschwäche und bei starker Anämie bemerkbar machen. Entsprechend der inspiratorischen Dynamik mit
ihrer Steigerung des negativen Druckes findet man in derartigen Fällen ein deutliches Zusammenfallen der Halsvenen.
Bei der Mediastinopericarditis oder auch bei gewissen Formen
von adhäsiver Pericarditis, bei denen das Herz von Binde-
gewebsmassen umklammert ist, wird die Inspirationsbewegung
mit dem nach abwärts gerichteten Zuge des Zwerchfelles einerseits, mit dem durch die Hebung des Thorax nach oben wirken-
den Zuge andererseits an der Verarbeitung des zuströmenden
Blutes gehemmt. Der Pulsus paradoxus, der seinen Namen nur
durch die Tradition und mangels einer besseren ebenso kurzen
Bezeichnung beibehält, ist also ein vieldeutiges Symptom, das
nicht für sich allein verwertet werden darf.

Kontrolle der Pulsfrequenz durch die Herzauskultation.

Am Schlusse dieses Kapitels erscheint es in bezug auf die
Untersuchungsmethodik der Frequenz, des Rhythmus und der
Größe des Pulses notwendig, darauf hinzuweisen, daß bei
irgend einer Veränderung in diesen Qualitäten die Frequenz
des Herzschlages niemals am Pulse allein festgestellt werden
soll, sondern daß sie unbedingt durch eine palpatorische Kontrolle des Spitzenstoßes oder noch besser d u r c h d i e A u s k u l-
t a t i o n des Herzens mit Zählung der Schläge e r g ä n z t werden muß. Abgesehen von der Unerläßlichkeit der Auskultation
für die Erkennung einiger später zu schildernden Arrhythmien
ist diese vergleichende Untersuchung unentbehrlich zur Feststellung eines möglicherweise vorhandenen Pulsdefizites, das
heißt jenes Zustandes, bei dem die Zahl der Pulsschläge geringer ist als die Zahl der Kammerschläge. Es liegen demnach
Systolen vor, deren Kraft oder auch deren Schlagvolumen nicht
ausreicht, eine palpatorisch fühlbare Welle bis in die Peripherie zu treiben. Diagnostisch sind derartige Befunde von größter Wichtigkeit. Ihre Würdigung erfolgt später.

Der Venenpuls.

Da manchmal die Beobachtung des Venenpulses für die Beurteilung von Frequenzstörungen und ganz besonders von deren Folgezuständen von Wichtigkeit ist, möge noch ein Hinweis auf die Entstehung der normalen und einer pathologischen Pulsform in den Halsvenen gestattet sein. Für die Vornahme der Untersuchung selbst ist die Inspektion die wichtigste Untersuchungsart, die allerdings in der Regel mit einer Auskultation der Herzbewegung verbunden werden muß, damit man sich über den zeitlichen Zusammenhang zwischen Venenpuls und Phase der Herzaktion wenigstens annähernd klar wird; es ist oft viel Geduld hiezu nötig. Bei den meisten Menschen tritt im Liegen eine bessere Füllung der Halsvenen ein; der Kopf soll nicht durch Kissen erhöht sein; gelegentlich ist aber die Beobachtung von Störungen im Stehen und nach geringen Bewegungen leichter. Bei der Beobachtung einer Pulsation der Jugularvenen hat man sich vor der Möglichkeit eines Irrtums zu schützen, die darin gelegen ist, daß es sich nicht um eine echte Pulsation, sondern nur um eine mitgeteilte Erschütterung der Karotispulsation handelt. Abgesehen davon, daß die Venenpulsation eine mehr flächenhafte, langsam undulierende Bewegung darstellt, kann man zur Sicherheit noch eine Kompression der Jugularis externa vornehmen: die arterielle Erschütterung wird auch peripherwärts von der Kompressionsstelle sichtbar sein, nicht aber die echte Venenpulsation.

Für die Beurteilung des Zustandekommens des p h y s i o l o g i s c h e n   V e n e n p u l s e s ist zu überlegen, daß das Blut nach Passieren des Kapillarnetzes in gleichmäßigem Strome durch die Vene fließt. Jede Hemmung des Abflusses erst erzeugt eine Erweiterung, jede Beschleunigung ein Zusammenfallen der dünnen Wandung. Die Vorhofsystole macht die Hemmung, die Diastole führt zur Beschleunigung in der Strömung. Nach dieser Erklärung ist es keineswegs nötig, ein Regurgitieren des Blutes aus dem rechten Vorhofe in die Jugularis anzunehmen. Da also der Hauptgipfel des physiologischen Venenpulses der Systole des rechten Vorhofes entspricht, die in die präsystolische Zeit der auskultatorisch und palpatorisch gut abgrenzbaren Ventrikelsystole fällt, so kann man diesen physiologischen Venenpuls auch den Vorhofs- oder präsystolischen Venenpuls nennen.

Die sonst übliche, eher irrige Bezeichnung „n e g a t i v e r" Venenpuls hat sich wohl nur eingebürgert, um den Gegensatz zum p o s i t i v e n Venenpuls hervorzuheben, dessen charakteristisches Zeichen darin besteht, daß seine maximale Erweiterungswelle mit der Ventrikelsystole zusammenfällt. Als ein verwertbares diagnostisches Zeichen des öfters sehr schwer erkennbaren systolischen Venenpulses kann man den Umstand benützen, daß bei Kompression der Jugularis die Pulsation zentralwärts von der gedrückten Stelle nicht aufhört.

Bei unserer Darstellung ist nun darauf hinzuweisen, daß der positive Venenpuls nicht obligat ein Zeichen der Trikuspidalinsuffizienz ist. Bei Störungen der Vorhofstätigkeit (zum Beispiel bei der jagenden Vorhofstätigkeit) oder bei einer durch Überfüllung hervorgerufenen beginnenden Erlahmung des Vorhofs wird sich die dadurch bedingte Druckerhöhung im Vorhofe als Hemmung der Venenströmung auswirken; die Systole des rechten Ventrikels kann sich unter diesen Verhältnissen noch als stauendes Moment bemerkbar machen. Diese synchron mit der Ventrikelsystole einsetzende Druckerhöhung im Vorhof kann nun als positive Venenwelle erscheinen. Bei Schilderung der Störungen in der Vorhofstätigkeit kommen wir näher darauf zurück.

Die graphischen Methoden.

Wenn auch die graphischen Registrierungsmethoden als diagnostische Behelfe für den praktischen Arzt kaum in Betracht kommen, so möchte ich ihrer doch kurz Erwähnung tun, damit nicht bloß die Grenzen der Leistungsfähigkeit dieser Methoden erkannt werden, sondern vor allem deswegen, damit die Ärzte klarer sehen, wann ein Krankheitsfall dieser Art der diagnostischen Erforschung bedarf. In den speziellen Kapiteln erfolgt zumeist der Hinweis darauf.

Wir können im allgemeinen zwei große Gruppen von Registriermethoden unterscheiden: die Aufnahme der sogenannten mechanischen Kurven und die Aufnahme der elektrischen Aktionsströme des Herzens.

Die wichtigsten mechanischen Kurven, die so bezeichnet werden, weil sie tatsächlich mechanische Bewegungsvorgänge aufzeichnen, sind das Sphygmogramm und das Kardiogramm.

Das Sphygmogramm registriert die Pulsbewegung und kann als das sicherste und einfachste Mittel für die Erkennung von Störungen der Rhythmik bezeichnet werden; vor allem ermöglicht es die Analyse von Extrasystolen und sogar von Leitungsstörungen. Ich kenne eine Reihe von Ärzten, die sich einen kleinen Sphygmographen beilegten. Es ist aber höchst bedauerlich, daß die wirtschaftlichen Verhältnisse es mit sich bringen, daß ärztliche Leistungen kollektivistisch und nicht nach dem besonderen Aufwand an Zeit und Kenntnissen honoriert werden. So muß der Sphygmograph zumeist unbenützt im Schranke bleiben und ebenso wie sein Besitzer besserer Zeiten harren.

Das Kardiogramm registriert die Bewegungen der Herzspitze und eröffnet uns einen Einblick in Bewegungsvorgänge, die uns die gewöhnliche Palpation niemals vermitteln kann. Wir vermögen schon mit dieser Methode eine Analyse der einzelnen Phasen der Herzrevolution vorzunehmen: es zeigt sich die Anspannungszeit der Ventrikel, die Öffnung der Semilunarklappen, die Dauer und Beendigung der Systole, der Schluß der Semilunarklappen, der den Beginn der Diastole markiert. Mit der Anführung dieser einzelnen Segmente der Kardiogrammkurve ergibt sich ohne weiteres die Möglichkeit, Störungen im Ablaufe der zu trennenden Bewegungsvorgänge zu erkennen. Nur der Vollständigkeit wegen sei erwähnt, daß das Kardiogramm auch vom Oesophagus aus aufgenommen werden kann und uns dann insbesondere über das Verhalten der Vorhöfe Aufschluß gibt.

Die idealste Registrierungsmethode ist aber das Elektrokardiogramm; ideal, weil mit seiner technischen Vollendung die mannigfachen Schwierigkeiten und Zufälligkeiten, die sich der Aufnahme eines guten Sphygmo- oder Kardiogramms gelegentlich entgegenstellen, wegfallen, ideal auch deshalb, weil wir durch die Analyse des Bildes auch am Menschen jenen weitgehenden Einblick in die Aktionsvorgänge erhalten, wie er vorher nur im Tierexperiment zu gewinnen war. Und diese Kenntnisse haben nicht bloß theoretisches Interesse, sondern sind bei dem heutigen Maße unseres Einblicks in die Pathologie der Bewegungsvorgänge manchmal unerläßlich, nicht bloß für die Diagnose, sondern auch für die Therapie und für die Prognose.

Wie schon erwähnt, verzeichnet das Elektrokardiogramm die vom Herzen ausgehenden Aktionsströme mit Hilfe des Saitengalvanometers, dessen Schwingungen nach Vergrößerung photographisch festgehalten werden. Aus den so gewonnenen Kurven läßt sich nicht bloß die Tätigkeit der Vorhöfe und der Kammern getrennt wahrnehmen; wir sehen auch die Zeit und die Art der Reizentstehung und des Reizablaufes. Das wird insbesondere bei jenen Fällen, die später noch angeführt werden, von Wichtigkeit sein, wo eine pathologische Reizentstehung, zum Beispiel in der Kammerwand, oder wo eine Störung des Reizablaufes wie beim Adam-Stokes'schen oder bei verwandten Krankheitsbildern vorliegt. Die Unterscheidung von partiellem oder komplettem Herzblocke wird manchmal nur mit dieser Methode möglich sein. Ebenso unentbehrlich ist diese Methode zur Erkennung mancher Fälle von Vorhofflattern oder von paroxysmaler Tachykardie wie auch zur Sicherstellung des Vorhofflimmerns, wenn dieses auch auf Grund seiner obligat begleitenden Arrhythmia perpetua mit einer gewissen sicheren Wahrscheinlichkeit diagnostiziert zu werden vermag. Auch die Hypertrophie einzelner Herzabschnitte läßt sich im Elektrokardiogramme erkennen.

Damit sind aber die diagnostischen Möglichkeiten nicht erschöpft. Nur die wichtigsten wurden angeführt, und zwar nicht in der Voraussetzung, daß sich der praktische Arzt mit der Kardiographie beschäftigt oder selbst die in einem Institute gewonnenen Kurven begutachtet. Das wäre eine Utopie. Diese Zeilen wollten nur einen Wink geben, daß sich der Arzt erinnere, wann die Anwendung dieser diagnostischen Methoden im Interesse des Patienten gelegen ist. Das wird insbesondere dann erwünscht sein, wenn die Beobachtung einer Frequenz- oder Rhythmusstörung nicht deren Einordnung in einen der nachfolgenden Abschnitte gestattet. Gibt es doch die verschiedensten Variationen und schließlich auch Kombinationen, die in ihrer verwirrenden Fülle den praktischen Arzt vor eine unlösbare Aufgabe stellen, deren Schilderung somit auch nicht der Tendenz des Büchleins entsprochen hätte. Man kann eben heute nicht mehr, wie gelegentlich geglaubt wird, gleichzeitig Spezialist in verschiedenen Fächern sein. Wohl aber ist es möglich, die Grundtypen der Störungen in Frequenz und Rhythmik zu erkennen und zu unterscheiden.

Extrakardial bedingte Änderungen der Frequenz.

Beschleunigung und Verlangsamung der Herztätigkeit können durch extrakardiale Innervation oder durch einen besonderen Zustand der automatischen kardialen Zentren hervorgerufen sein. Was die automatische Selbstregulation des Herzens betrifft, sind wir über die Bedeutung, die ihr in der Pathogenese der Frequenzstörungen beim Menschen zukommt, eigentlich ziemlich mangelhaft unterrichtet. Es scheint nur festzustehen, daß der intrakardiale Nervenapparat bei voller Anerkennung der myogenen Tätigkeit eine gewisse Rolle vor allem für die Einstellung der Frequenz spielt.

Wir können mit ziemlicher Wahrscheinlichkeit einen ganglionären Hemmungsapparat im Herzen selbst annehmen, der zum Beispiel nach Ausschaltung beider Nervi vagi durch Atro-

pin gelähmt, durch Muskarin erregt wird. In diesem Abschnitte
werden aber vorwiegend nur die auf reflektorischem Wege ver-
mittelten Frequenzschwankungen zur Betrachtung gezogen. Vor
Eingang in die Besprechung ist jedoch hervorzuheben, daß die
Schwankungen in der Frequenz vielfach mit solchen des Rhythmus
verbunden sind — man vergleiche den Abschnitt über Vagus-
effekt — so daß ihre Einteilung hier nur insoferne gerechtfertigt
erscheint, als die Frequenzänderung das deutlicher betonte Symptom ist, da sich Rhythmusschwankungen ohne graphische Registrierung, die sich bei der rein praktischen Tendenz des Buches der Erörterung entzieht, kaum oder manchmal gar nicht
wahrnehmen lassen. Ebenso liegt eine gewisse Vereinfachung der
Besprechung darin, daß von den komplizierten, ineinander grei-
fenden Anpassungsvorgängen der Kreislauffunktion wie Druck-
regulierung, Einstellung des Kapillarsystems, Gefäßinnervation,
abdominelle Schleusenwirkung zur Änderung der Blutverteilung
usw. nur die Frequenzänderungen allein zur Betrachtung
kommen.

Die für die Inbetriebsetzung der Anpassungsvorgänge nöti-
gen Impulse werden vom übergeordneten Zentralnervensysteme
durch die Bahnen der zwei autonomen Systeme dem Herzen
übermittelt, das wie alle inneren Organe, ständig unter einem
doppelten Zügel steht: Vagus und Sympathikus, mit ihren in ent-
gegengesetzter Richtung verlaufenden Impulsen.

Soweit die Frequenz ins Auge gefaßt wird, ist festezustellen:
B e s c h l e u n i g u n g der Herzaktion kommt sowohl durch Nachlassen des Vagustonus als auch durch Erhöhung des Sympathi-
kustonus, dessen Fasern den nervus accelerans bilden, oder auch
durch beide zusammen zustande; V e r l a n g s a m u n g der
Herzaktion durch Reizung des Vagus- oder durch Lähmung des
Acceleranstonus oder durch beide zusammen. Es wird manchmal
eine unlösliche Aufgabe sein, festzustellen, welcher Vorgang bei
einer bestimmten Frequenzänderung vorliegt, da nicht einmal die
pharmakologische Prüfung darüber Aufschluß gibt. Diese Schwierigkeit wird um so größer, wenn bedacht wird, daß einzelne Frequenzstörungen außer der nervösen auch eine myopathische
Komponente besitzen. Und schließlich ist des Einflusses des
Großhirns nicht zu vergessen, das den Reflexablauf im zentralen
Abschnitt des Reflexbogens beeinflußt, wie nicht bloß die bekannte Abhängigkeit der Frequenz von der psychischen Lage,
sondern auch die Experimente mit Ausschaltung des Großhirns
offenkundig zeigen.

Als die wichtigsten allgemeinen Ursachen von Frequenzänderungen führe ich an:

Die Temperatur. Der Zusammenhang mit der Höhe der Frequenz ist für gewöhnlich ein derart parallelgehender, daß man die Frequenz als eine Funktion der Temperatur bezeichnen kann. Es kann als Regel gelten, daß für jeden Grad Temperaturerhöhung die Frequenz um 8 bis 10 Schläge steigt. Abweichungen von dieser Regel müssen als diagnostische Signale für weiteres Nachforschen angesehen werden. Die nach der Erfahrung vorkommenden Divergenzen der beiden Kurven (Puls und Temperatur) können differentialdiagnostisch verwertet werden. Wir erwähnen die relative Bradykardie beim Typhus (gelegentlich auch bei der echten Grippe zu sehen) und die relative Frequenzvermehrung bei Scharlach und Diphtherie. Wichtig ist das Mißverhältnis zwischen Temperatur und Puls auch bei der Tuberkulose, speziell bei der beginnenden juvenilen Form, wo die hohe Frequenz auf eine Vagusläsion durch geschwollene Bronchialdrüsen bezogen wurde, eine Erklärung, die gewiß nicht generell richtig ist. Das Umgekehrte, hohe Frequenz bei niedriger Temperatur, ist charakteristisch für den Symptomenkomplex der akuten Zirkulationsschwäche; im allgemeinen wird ja vom intakten Herzen jede stärkere periphere Drucksenkung durch eine erhöhte Schlagzahl kompensiert. Allerdings gibt es auch Fälle von Hochdruck mit gesteigerter Frequenz, die zu den nervös bedingten Hyperkinesen zu zählen sind. Die Frequenzsteigerung ist hier nicht als Zeichen beginnender Dekompensation aufzufassen, vielmehr gehören diese Fälle in den Bereich der sogenannten pressorischen Krisen, eines Krankheitsbildes, bei dem durch Tonuserhöhung der glatten Muskulatur der Gefäße im Vereine mit gesteigerter Herztätigkeit auf funktioneller Basis eine Erhöhung des Blutdruckes über den Betriebsdruck auftritt.

Auch eine Verschlechterung der Blutzusammensetzung bedingt in der Regel eine Erhöhung der Frequenz; deshalb die manchmal schon nach geringen Bewegungen auftretenden Tachykardien bei Chlorose und Anämie. — Hierher gehört auch die herzbeschleunigende Wirkung gewisser Gifte, die allerdings verschiedene Angriffspunkte haben. Ich erwähne als die praktisch wichtigsten das Atropin als exquisit vaguslähmend, das Koffein, das am Herzen selbst positiv ino- und chronotrop wirkt, die Salizylsäure, die wahrscheinlich am Zentralnervensystem, das Blei, das wahrscheinlich am autonomen Systeme angreift, und das Nikotin.

Diagnostisch wichtig ist ferner das Verhalten der Frequenz bei z e r e b r a l e n E r k r a n k u n g e n. Soweit die Hirnerkrankungen mit Erhöhung des intrakraniellen Druckes einhergehen, wie Blutung, Tumor, Liquorvermehrung, eitrige Exsudation, bedingen sie durch Reizung des Vagus eine Pulsverlangsamung; beginnende Pulsbeschleunigung ist zumeist das Zeichen der drohenden Hirnlähmung mit dem Versagen der Regulation nicht, bloß der Herzbewegung, sondern vor allem auch der Vasomotoren. Das Zentrum für die Herzbewegung liegt wahrscheinlich in der Medulla oblongata. Die hemmende Wirkung auf das Herz ist als aktive Erregung aufzufassen. Nur nebenbei sei erwähnt, daß bei einseitigen zerebralen Prozessen, besonders im Bereiche der Capsula interna und des Corpus striatum, auch zerebral bedingte Pulsdifferenzen zwischen rechts und links zur Beobachtung kommen, die auch prognostisch wichtig sind. Sie beruhen vor allem auf einer Tonusverminderung der Gefäßmuskulatur der kranken Seite.

Klinisch von außerordentlicher Bedeutung sind jene die Frequenz bestimmenden Impulse, die mit den Produkten der i n n e r e n S e k r e t i o n zusammenhängen. Man könnte ihre Wirkung in erster Linie derart erklären, daß sie die Tonuslage des autonom-vegetativen Systems beeinflussen; es genügt nicht, sich mit der bequemen Annahme einer Vagotonie oder Sympathikotonie zu begnügen. Die Auswirkungen in verschiedenen Organen sind gegensätzlicher Natur. Bekannt ist die Tachykardie als Kardinalsymptom des Basedow; sie ist ständig vorhanden. Auch beim Myxödem sehen wir Frequenzänderungen zumeist in der Form einer mäßigen Bradykardie. Weiters spielen auch die Keimdrüsen eine Rolle; denken wir an die in der Pubertätszeit gelegentlich auftretende Neigung zu höherer Pulsfrequenz, wie überhaupt an das Bild der Phrenokardie, weiters an den, wenn auch nur klinisch und nicht anatomisch aufgestellten Begriff des Myomherzens, der wohl auch durch hormonale Einflüsse seine klinischen Züge erhält, die den Auswirkungen des Klimakteriums oder manchmal auch nur denen der prämenstruellen Tage ähneln.

Mit der Anführung der inkretorisch bedingten Frequenzstörungen sind wir schon im Bereiche jener Veränderungen, die in den klinischen Begriff des C o r n e r v o s u m oder der Neurosis cordis fallen. Es ist selbstverständlich, daß hier degenerative Vorgänge, Übermüdungserscheinungen oder auch nur mangelhafte Übung des Herzmuskels („vernachlässigtes Herz") als

Krankheitsursache ausgeschlossen werden müssen, wenn man die richtige Diagnose Cor nervosum stellen will.

Überwiegen auch bei nervösen Herzkrankheiten im allgemeinen die subjektiven Beschwerden, so finden wir als objektive Zeichen neben der Reizbarkeit der Vasomotoren doch sehr häufig eine auffallende Labilität der Herzfrequenz. Diese Schwankungen werden durch die positiv oder negativ chronotropen Einflüsse des autonomen Nervensystems, das heißt des Vagus oder Sympathikus, vermittelt. Aus dieser mittelbaren Funktion darf aber nicht der Schluß gezogen werden, daß das autonome System selbst der Sitz der Krankheit sein muß. Es liegt vielmehr eine besondere Reizbarkeit des gesamten Nervensystems vor. Eine geringere Reizgröße genügt bereits zur Auslösung von Reaktionen; und das Maß der Reaktion ist ein erhöhtes. Als verstärkend zu diesen Vorgängen tritt noch die Bahnung, das heißt die durch Gewöhnung erleichtere Übertragung somatischer oder psychischer Reize auf die Frequenzregulation. Man spricht ja auch sonst viel von ausgeschliffenen oder ausgefahrenen Bahnen, die sich zum Beispiel bei der abnormen Erleichterung des Brechaktes durch psychische Erregung bemerkbar machen können. So sehen wir bei derartigen Fällen die überschießende Reaktion in der Frequenzanpassung an geringe körperliche Bewegungen, die dann allerdings sehr rasch abklingt (Versuch mit den zehn tiefen Kniebeugen) und gerade bei stärkeren oder länger dauernden körperlichen Anstrengungen vermißt wird; wir sehen die außerordentliche Abhängigkeit der Frequenz von abdominellen Zuständen wie Magenfüllung, funktionellen Störungen der Darmentleerung; und vor allem sehen wir die Abhängigkeit von der psychischen Einstellung, die in extremer Weise einesteils bis zur Tachykardie, andererseits im psychischen Schock bis zur weitgehenden zentral neurogen bedingten Bradykardie führt.

Die hier erwähnten Erhöhungen der Frequenz werden im allgemeinen, da das Zusammenspiel der einzelnen Herzabschnitte nicht gestört ist, keinen wesentlichen Einfluß auf die Zirkulationsverhältnisse ausüben. Nur ist zu bedenken, daß sich bei rascherer Schlagfolge und längerer Dauer die Verkürzung der Erholungspause durch eine verminderte Leistungsfähigkeit und abnorme Ermüdbarkeit des Herzens selber bemerkbar machen kann, so daß ein therapeutisches Vorgehen gegen dieses Ziel angezeigt erscheinen mag. Allerdings wird man sich zumeist mit indirekten Methoden begnügen, die der Grundursache der Frequenzerhöhung angepaßt sind. Bei Symptomen der Myokardschwäche (Basedow zum Beispiel) durch die rasche Frequenz wird die verlangsamende Digitalis als Nothelfer dienen.

Bei der Abschätzung auslösender Faktoren, die ja auch prophylaktisch wichtig ist, darf nicht auf die konstitutionell bedingte Bereitschaft und auf das familiäre Vorkommen vergessen werden; insbesondere bei der nicht so selten zu findenden B r a - d y k a r d i e scheint dieses Moment eine große Rolle zu spielen; das familiäre Vorkommen, die meistens ausgeprägte longitudinale Habitusform, schlanke Gestalten mit schmalem Thorax und meistens geringer Neigung zum Fettansatze, bekräftigen diese Annahme. Diese Menschen besitzen eine volle körperliche Leistungsfähigkeit; ihre Bradykardie ist absolut regelmäßig; die Ursache der langsamen Tätigkeit ist also wahrscheinlich nicht in einem erhöhten Vagustonus zu suchen, für dessen Annahme auch sonst alle Anhaltspunkte fehlen.

In diesem Zusammenhange sei auch auf die häufige Bradykardie bei kachektischen Zuständen verwiesen, ferner bei der kompensierten Aortenstenose und bei der Sklerose der Kononargefäße; ebenso auf die bekannte Pulsverlangsamung bei Icterus. Die Ursachen dieser Bradykardieformen sind nicht einheitlich. Von der Icterusbradykardie wissen wir, daß sie nicht auf vagalem Wege, sondern durch eine negativ inotrope Wirkung im Blut kreisender Substanzen (Gallensäuren?) zustande kommt; sie gehört demnach eigentlich nicht in den Abschnitt über die reflektorischen Frequenzstörungen und wird ebenso wie die anderen Formen nur der Vollständigkeit wegen angeführt.

Wohl aber sind auf eine stärkere Vaguswirkung jene Bradykardien zu beziehen, die bei den schon erwähnten zerebralen Prozessen vorkommen, zu denen hier noch die Commotio cerebri zu rechnen ist. Im übrigen genügt manchmal schon ein vermehrter Blutzustrom zum Kopfe, um eine Pulsverlangsamung auszulösen. Gemeinsam allen diesen Arten von Bradykardie ist eine gewisse Labilität des Pulses, die allein schon einen Hinweis auf die reflektorische Natur der Entstehung gibt. Auch die differential-diagnostisch sehr wichtige relative Bradykardie des Typhus dürfte in diese Gruppe gehören.

Eine reine Vagusbradykardie ist auch jene, die bei heftigen, besonders intraabdominellen Schmerzen zu beobachten ist, und vor allem die Schockbradykardie. Die Redensart vom Stillstehen des Herzens vor Schreck und die Möglichkeit plötzlicher Todesfälle müssen auf diesen Mechanismus zurückgeführt werden.

Zu den wichtigsten Formen der Pulsverlangsamung gehören auch jene, die wir durch Medikamente, vor allem durch Digitalis, Szillapräparate und Physostigmin erzielen. Digitalis wirkt auf den Herzmuskel und auf den Vagus ein; eine Verlangsamung der Frequenz ist vorwiegend Effekt der Vagusreizung. Die herabgesetzte Frequenz des Digitalispulses ist in der Regel auch mit einer Störung des Rhythmus verbunden. Die allgemeinen Erscheinungen der Digitalisintoxikation sind in der Hauptsache durch Vagusreizung hervorgerufen, die einen integrierenden Teil der therapeutischen Digitaliswirkung ausmacht, nicht aber durch die sogenannten Ballaststoffe (Saponine, Harzsäuren usw.). Jedoch ist die Digitaliswirkung nicht mit der Vagusreizung erschöpft.

Gerade bei der Beobachtung einer Bradykardie durch Zählen des peripheren Pulses ist es geboten, an eine Täuschungsmöglichkeit zu denken, daß nämlich ein Pulsdefizit vorliege. Auch bei regelmäßiger Bradykardie soll daher stets eine auskultatorische Kontrolle der Kammerschläge vorgenommen werden. Es gibt auch eine regelmäßige Pseudobradykardie, die durch eine Bigeminie (man vergleiche die Abschnitte über Extrasystolie) bedingt ist, indem nur jede zweite Ventrikelkontraktion eine in der Peripherie fühlbare Pulswelle erzeugt. Auch auf die Besprechung der zum Adam-Stokesschen Symptomenbild gehörenden Bradykardie werden wir später eingehen.

Im allgemeinen wird die reflektorische Bradykardie kein Objekt der Behandlung sein. Wohl aber muß ich gestehen, daß mir die toxische Bradykardie bei einem hochfiebernden Menschen stets einen unheimlichen Eindruck macht, besonders wenn ich das Herz schon vorher als nicht vollwertig kannte. Ich verordne hier trotz der Pulsverlangsamung kleine Dosen Digitalis (0·05 bis 0·15 g pro die) plus Atropin (ca. 0·005 pro die).

Es ergibt sich nun noch der geeignete Zusammenhang, mit ein paar Worten auf die Bedeutung der Sympathikus- und Vaguserregung für die Herzfrequenz einzugehen. Nach experimentellen Beobachtungen und besonders nach den bei Angina pectoris geübten operativen Verfahren kann angenommen werden, daß die Funktion des Vagus im Vergleiche zu der des Sympathikus von weitaus größerem Einflusse ist. Die aus dem Sympathikus kommenden Akzeleratoren scheinen keine lebenswichtigen Nerven zu sein. Nach ihrer Leitungsunterbrechung bleibt die Anpassungsfähigkeit des Herzens an den Wechsel in den Arbeitsansprüchen erhalten. Es dürfte dabei das Ganglion stellatum der Sammelpunkt aller kardioaortalen Bahnen sein (man denke an die Bedeutung des Druckpunktes von Mussy am Rande des unteren Ansatzes des Sternacleidomastoideus, dessen Empfindlichkeit nicht bloß bei tuberkulösen Spitzenprozessen, sondern auch bei Erkrankungen der Herzens und der Aorta gefunden wird). Besser sind wir über den Einfluß des Vagus unterrichtet und vor allem gibt uns auch die leichte Durchführbarkeit der mechanischen Reizung ein klinisch brauchbares diagnostisches Mittel in die Hand. Der V a g u s d r u c k v e r s u c h sollte bei fast allen Störungen der Frequenz und des Rhythmus des Herzens vorgenommen werden. Man drückt mit dem Finger auf den Vagusstamm am Halse lateral von der Karotis oder man kann auch auf den Bulbus oculi einen langsam zunehmenden Druck ausüben. Der Effekt des Druckversuches ist bei den einzelnen Menschen ein verschiedener und kann auch bei ein und demselben Individuum wechseln. Zu achten ist auf die Schnelligkeit, mit der ein Effekt zur Wahrnehmung gelangt, sowie auf die Stärke des Druckes, die bis zur Auslösung des Effektes notwendig ist. Eine Zunahme der mechanischen Reizbarkeit, die sich bei einer Herzerkrankung im Laufe der Krankheitsbeobachtung feststellen läst, ist in der Regel ein schlechtes Zeichen. Diese Erfahrungsregel darf aber nicht durch Umkehrung verallgemeinert werden; es gibt schwere Herzerkrankungen ohne überhaupt nachweisbaren Vagusdruckeffekt. Der wichtigste Effekt des Druckversuches ist die negative Chronotropie; der Puls wird langsamer. Nicht selten folgt der Verlangsamung nach Lösung des Druckes eine kurze Zeit mit erhöhter Frequenz. Der zweite Effekt ist ein negativ dromotroper, das heißt die Reizleitung wird erschwert. Für die gewöhnliche klinische Untersuchung entzieht sich der Nachweis einer Verlängerung des Atrioventrikularintervalles, das heißt der Zeitspanne, die zwischen der Kontraktion des Vorhofes und der Kontraktion der Kammer liegt; wohl aber kann es bei einer schon bestehenden Verzögerung der Reizleitung zu einem vorübergehenden Versagen der Reizleitung kommen, so daß Ventrikelkontraktionen ausfallen. So wird möglicherweise sogar die Automatie des Ventrikels zum Erwachen gebracht. Ein negativ inotroper Effekt läßt sich manchmal an einem Leiserwerden der Herztöne erkennen; aber es ist zu betonen, daß die Lautheit der Töne kein absolutes Maß für die Herzkraft gibt. Es ist auch eine chemische Prüfung der Tonuslage des Vagus durch Pilokarpin und Atropin ausgearbeitet worden, um ihren Zusammenhang mit Frequenzstörungen zu erweisen; aber der Ausfall der Probe, speziell jener mit Pilokarpin, ist dermaßen unsicher und die Deutung des Ergebnisses manchmal so schwierig, daß man diesen Versuch für die Praxis nicht zu empfehlen vermag. Auf den Atropinversuch kommen wir im Abschnitte über die Reizleitungsstörungen noch einmal zu sprechen.

Die paroxysmale Tachykardie.

Wenn wir die paroxysmale Tachykardie in diesem Kapitel vor den übrigen Frequenzstörungen zur Erörterung bringen, so müssen zwei Bemerkungen vorausgeschickt werden. Die erste ist, daß die paroxysmale Tachykardie kein Krankheitsbild im engeren Sinne, sondern nur ein wohl abgrenzbarer Symptomenkomplex ist; und zweitens, daß dieser Symptomenkomplex keine einheitliche Auslösungsursache besitzt, wohl aber, daß wir annehmen können, daß die meisten Formen und insbesondere jene, die sich dem praktischen Arzte darbieten und die nicht wegen schwerer Störungen eine Anstalt aufsuchen, auf reflektorischem Wege in Betrieb gesetzt werden. Diese aus der Erfahrung gestützte Annahme rechtfertigt die Einteilung an dieser Stelle.

Welche sind nun die wichtigsten Züge dieses Symptomenkomplexes für die rein klinische Beobachtung?

Charakteristisch für die paroxysmale Tachykardie ist vor allem das a n f a l l s w e i s e Auftreten, oft aus vollem Wohlbefinden heraus. Manchmal werden Anlässe angeführt, die durch die häufige Wiederkehr in den Anamnesen über bloße Zufälligkeiten hinaus die Bedeutung eines kausalen Zusammenhanges vermuten lassen: Schrecken, Überanstrengung, länger anhaltende psychische Anspannung, erheblichere Störungen der Darmtätigkeit. Ist ein Anfall einmal eingetreten, so können die folgenden Anfälle auch durch weniger gewichtige Ursachen ausgelöst werden. Von den Anfällen werden herzgesunde und herzkranke Menschen befallen, in der Mehrzahl sind es sogar herzgesunde.

Der Anfall besteht in der Hauptsache darin, daß oft ganz plötzlich die Frequenz der Herztätigkeit auf die doppelte Zahl wie vor dem Anfall und noch höher ansteigt. Aber dieses Symptom der Frequenzerhöhung kann dem Patienten auch verborgen bleiben, wir mir am deutlichsten das Beispiel eines jetzt 38jährigen Arztes zeigte, der zweimal bei besonderen äußeren Anlässen von einem plötzlichen, der Ohnmacht nahen Schwächegefühl befallen wurde und der von einer Änderung der Herzfrequenz nichts wußte; die weitere Beobachtung und Analyse ergab, daß hier eine flüchtige paroxysmale Tachykardie und nicht etwa ein rudimentärer Adam-Stockes vorlag. In der Regel spüren allerdings die Patienten diesen Umschlag der Herztätigkeit sehr deutlich und je nach dem Zustande des Patienten und nach der Schwere und Dauer des Anfalles entwickeln sich weitere subjektive und objektiv feststellbare Symptome.

S u b j e k t i v zeigt sich eine gewisse Ängstlichkeit, auch Schmerzen können vorhanden sein, ähnlich denen bei Angina pectoris; ein Schwächegefühl, manchmal mit Üblichkeit setzt ein. Es gibt aber auch Kranke, die sich des Anfalles kaum bewußt werden, so daß wir annehmen können, daß ihre Zahl größer ist, als der Beobachtung entsprechen würde. Wieder bei anderen Fällen tritt erst nach Beendigung des Anfalles ein Erschöpfungs- oder Vernichtungsgefühl auf. O b j e k t i v zeigt sich: eine bis gegen 200 reichende Frequenz des Pulses, die schon vermöge ihrer Schnelligkeit keine Arrhythmie erkennen läßt; auskultatorisch findet man die sogenannte Embryokardie, das heißt beide Herztöne sind in ihrer Stärke einander gleich und ebenso sind die Zeitintervalle, die der Länge beider Töne und der Herzpause entsprechen, gleich. Manchmal tritt über dem Sternum ein rauh blasendes Geräusch auf. Die Herabsetzung des systolischen Blutdruckes von seiner gewöhnlichen Höhe von ungefähr 120—140—150 bis auf 90 Millimeter Quecksilber und sogar noch tiefer scheint zumindest im Beginne ein integrierendes Symptom zu sein; sie setzt schon mit dem Beginne der Tachykardie ein und ist nicht durch eine Schwäche der Muskulatur hervorgerufen.

Je nach der Schwere und vor allem nach der Dauer des tachykardischen Anfalles entwickeln sich nun noch sekundär eine Reihe weiterer Symptome: Zyanose, Stauung im Lungenkreislaufe (erkenntlich durch einen anfänglich trockenen Reizhusten, der später vielleicht noch unter Rasseln schaumigen oder blutigen Auswurf befördert), Verbreiterung der Herzdämpfung vorwiegend nach rechts, akute Vergrößerung der Leber und der Milz, insgesamt also das Bild der schweren akuten Herzinsuffizienz. Zu erwähnen wäre noch, daß bei manchen Fällen im Anfange Polyurie, wieder bei anderen Singultus oder Erbrechen auftritt. Ein sehr wichtiges Symptom außerhalb des Anfalles, das sich bei so manchem speziell jüngeren Patienten findet und einen ätiologischen Zusammenhang vermuten läßt, ist eine erhebliche Beweglichkeit des Herzens, Cor mobile, die sich durch eine stärkere Verschiebung der Dämpfung bei Wechsel der Seitenlage bemerkbar macht.

Die Beobachtung der sich in sekundärer Weise im Kreislaufe abspielenden Vorgänge ist für die prognostische Beurteilung und für das therapeutische Verhalten von außerordentlicher Wichtigkeit. Es muß hier auf ein paar neue klinische Begriffe etwas näher eingegangen werden. Außer der schlechten Entleerung der Ventrikel, die durch die Hastigkeit der Kontraktionen bedingt ist, außer der Abnahme der Kontraktilität des Herzmuskels, die auf die ungenügende Erholungszeit zurückzuführen ist, kommt als neuer Faktor für die Verschlechterung der peripheren Zirkulation der Vorgang der Vorhofpfropfung hinzu.

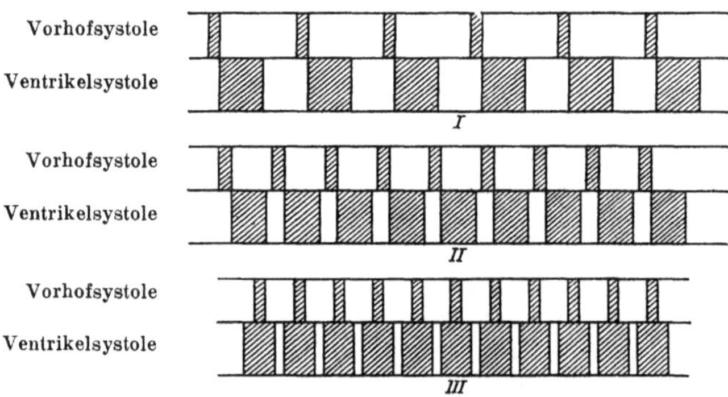

Abbildung 2. Schema der Vorhofpfropfung nach F. Wenckebach.
Die Schemen I, II und III zeigen, wie mit zunehmender Schlagfrequenz das Ereignis der Vorhofpfropfung eintritt. Die diastolischen Ventrikelpausen werden ständig kürzer. Im Schema III ist bereits jene Schnelligkeit erreicht, bei der eine von der vorausgegangenen Vorhofsystole ausgelöste Kammerkontraktion noch nicht beendigt ist und schon wieder die nächstfolgende Vorhofsystole einsetzt, die das Blut nicht in den kontrahierten Ventrikel fördern kann. Zu beachten ist, wie einer jeden Vorhof- und Ventrikelsystole zukommt.

Das Wesen der Vorhofpfropfung besteht darin: „Bei steigender Frequenz rücken die Schläge einander immer näher, bis schließlich die Vorhofsystole noch vor Aufhören der Ventrikelsystole des vorhergehenden Schlages eintritt. Sobald dieses Zusammentreffen von Vorhof- und Kammersystole erfolgt, ist hiedurch eine bedeutende Störung des Pumpmechanismus des Herzens eingetreten, welche fast unumgänglich zu Kreislaufstörungen führt. Die Systole der Vorhöfe soll das in den Vorhöfen enthaltene Blut den Ventrikeln zuleiten. Wenn sich aber in dem Augenblicke der Vorhofsystole auch die Ventrikel in Systole befinden, so können sich die Vorhöfe ihres Inhaltes nicht in der normalen Richtung entledigen; denn die Mitral- und Trikuspidalklappen sind unter dem vollen Kammerdrucke geschlossen. Der rechte Vorhof wirft dann, wie aus den enormen Venenwellen der Vena jugularis hervorgeht, seinen Inhalt in die Venen zurück; der linke Vorhof wird es wohl nicht anders machen. Es wird das Blut statt befördert, aus den Vorhöfen zurückgeworfen" (Wenckebach).

Im Beginne der Erklärung der Vorhofpfropfung war von steigender Frequenz die Rede. Unterziehen wir diesen Vorgang der Frequenzzunahme einer analysierenden Betrachtung, so finden wir im Verlaufe der Zunahme einen Punkt, über den hinaus das als Pfropfung geschilderte Ergebnis eintritt, während vorher noch die Systole des Atriums das darin enthaltene Blut in den noch nicht in Kontraktion begriffenen Ventrikel drücken konnte. An diesem Punkte beginnt die sogenannte kritische Frequenz. Diese ist für das einzelne Herz keine absolute Größe; sie hängt unter anderem von der Dauer der Ventrikelsystole ab; je länger die Ventrikelsystole dauert, desto eher kann die nachfolgende Vorhofsystole noch in den Zeitbestand der vorher ausgelösten Kammersystole fallen. Die gleichen Bedingungen gelten bei einer verlängerten Überleitungszeit vom Vorhofe zum Ventrikel.

Das Überschreiten der kritischen Frequenz kann durch die klinische Beobachtung allein mit Sicherheit festgestellt werden. Es zeigen sich:

1. Venenstauung am Halse mit stürmischen rückläufigen Venenwellen, die durch eine digitale Kompression der Jugularis meistens noch stärker hervortreten (herzwärts von der Kompressionsstelle) und die nicht mit einem positiven Venenpulse durch Trikuspidalinsuffizienz verwechselt werden dürfen. An diese sichtbare Stauung der Halsvenen kann sich auch eine Stauung in der Leber anschließen, die dann für die Palpation eine Vergrößerung und manchmal auch einen positiven Venenpuls in der Leber zeigt;

2. Dilatation der Vorhöfe, die sich perkutorisch ganz eindeutig erkennen läßt, rechts durch Verbreiterung der Herzdämpfung über den rechten Sternalrand hinaus, links durch eine Verplumpung der Dämpfungsfigur, indem sich an den Ventrikelbogen nach oben ein zweiter vorspringender Bogen (der gedehnte Vorhof) anschließt;

3. **Schlechte arterielle Versorgung** der Peripherie; das ist eine selbstverständliche Folge, da sich ja der kontrahierte Ventrikel selbst die nächste Füllungsmöglichkeit abschnürt. Die Pulswellen werden klein, die Extremitäten kühl, die Farbe des Gesichtes und der Extremitäten zeigt Blässe plus Zyanose;

4. Endlich kann auch unter Umständen ein **Pulsus alternans** auftreten.

Wenn der Pulsus alternans streng genommen auch nicht zu den Störungen der Frequenz und Rhythmik gehört, so verdient er doch eine kurze Besprechung. Man versteht darunter einen Puls, bei dem mitunter auch ohne Störungen in der Rhythmik des Herzens (also ohne die später zu besprechenden Extrasystolen) größere und kleinere Wellen regelmäßig abwechseln. Eingehende Untersuchungen, die sich auf den Puls und gleichzeitig auf die Art der Herztätigkeit erstrecken, haben ergeben, daß der Pulsus alternans vielmehr ein Symptom des Pulses allein ist als das Symptom einer Störung der Herztätigkeit. Die wesentliche Ursache des hier gemeinten Alternierens ist nämlich ein **Wechsel im Schlagvolumen** des Herzens. Und das Schlagvolumen wird bei gleichbleibender Herzkraft vor allem durch hämodynamische Faktoren bestimmt. Für unseren Fall der tachykardischen Vorhofpfropfung mit der mangelhaften Ventrikelfüllung wird dieses Verhalten sofort verständlich.

Das Alternieren kann aber auch unter anderen Bedingungen eintreten: eine ungenügende venöse Zufuhr zum Herzen oder aber kleine Änderungen in der Frequenz, die unter normalen Verhältnissen vollständig kompensiert werden, können hier große Unterschiede hervorrufen, wenn die zur diastolischen Füllung nötige Zeit, die bei dem verringerten Zuflusse länger dauern sollte, nur etwas wechselt. Nach einer längeren diastolischen Pause wird eben die Füllung eine bessere sein als nach einer kürzeren und dementsprechend wird auch das Schlagvolum wechseln. Ebenso wie die Zuströmungsverhältnisse können auch die Auswurfbedingungen Einfluß nehmen insofern, als bei sehr hohem Widerstande im arteriellen Systeme die durch die Systole hervorgerufene Erhöhung noch mehr ins Gewicht fällt. Bei einer langsameren Tätigkeit kann der Druck in der Aorta, der in erster Linie für die Überlastung bei der Entleerung in Betracht kommt, weiter absinken, so daß das Schlagvolum der nächsten Systole größer ist als bei dem sich jetzt umkehrenden Vorgange, daß nämlich das größere Schlagvolum eine stärkere

Füllung der Aorta und damit eine ebensolche Erhöhung des Druckes bewirkt.

Aus diesen Ausführungen über den Pulsus alternans ist nun zu ersehen, daß er keine einheitliche Entstehungsursache hat, daß aber jedenfalls Kreislauffaktoren und nicht primäre Störungen im Herzen selbst die Vorbedingungen für sein Zustandekommen abgeben. Diese Erkenntnis ist in zweierlei Hinsicht wichtig. Erstens steht sie im Widerspruche mit der in früheren Jahren und zum Teile auch in Lehrbüchern vertretenen Ansicht, daß der Pulsus alternans durch eine verminderte Inotropie des Herzmuskels, also durch Störungen der Kontraktilität hervorgerufen wird. Es ist nach unserer heutigen Auffassung nicht abzuleugnen, daß sich sekundär eine solche Wirkung dazugesellt. Und zweitens ergibt sich daraus eine Änderung unserer prognostischen Beurteilung des Symptoms insofern nämlich, als das Alternieren nach der früheren Auffassung für ein bedenkliches Warnungssignal galt; heute dürfen wir aber nicht mehr auf Grund des Symptoms des Alternierens allein die Prognose bestimmen, sondern wir müssen auf die Entstehungsursache und auf die Begleitumstände wesentlich Bedacht nehmen. Der Pulsus alternans bei einer Hypertonie durch maligne Nephrosklerose ist eben anders zu werten als bei einer paroxysmalen Tachykardie; die Auslösungsursache kann eben konstant oder nur vorübergehend sein. Und selbst im ersteren Falle bei konstanter Auslösungsursache kann ein Herabdrücken der Frequenz den Alternans zum Schwinden bringen, weil sich, wie schon früher erwähnt, die Füllungs- und Entleerungsbedingungen besserten und vor allem auch — bei Annahme einer bestehenden negativ inotropen Komponente — weil durch die Verlangsamung die Erholungszeit des Herzmuskels verlängert wurde.

Was nun die U r s a c h e der paroxysmalen Tachykardie betrifft, so können wir vorläufig nur sagen, daß eine einheitliche Genese nicht feststellbar ist. Negativ läßt sich behaupten, daß die paroxysmale Tachykardie nicht an eine bestimmte anatomische Herzkrankheit gebunden ist. Im Gegenteile, außerhalb der Anfälle findet sich, von den sekundären Schäden abgesehen, bei der Untersuchung des Herzens kein Anhaltspunkt für eine Störung in dessen Aktion. Vielmehr können wir annehmen, daß in der Mehrzahl der Fälle das Symptom auf der Grundlage einer funktionellen Änderung mit exzessiv hoher positiver bathmotroper Wirkung zur Auslösung gelangt. Zum Teil kann diese Ansicht durch den Erfolg der eingeleiteten Therapie gestützt werden.

Therapie der paroxysmalen Tachykardie.

Die erste Aufgabe, die dem praktischen Arzte bei einem Falle von paroxysmaler Tachykardie gestellt ist, liegt darin, das mit der enormen Geschwindigkeit ablaufende Uhrwerk des Herzens zu verlangsamen. Wenn nicht besondere Erfahrungen vorliegen, die an dem gleichen Kranken gewonnen werden konnten, empfiehlt es sich jedenfalls, einen Kupierungsversuch mit Eingriffsmitteln, die sich vielfach bewährten, zu unternehmen. Hier ist an erster Stelle der Vagusdruck zu nennen, der am besten an der linken und rechten Seite des Halses abwechselnd ausgeübt wird. Gleichzeitiger Druck auf beiden Seiten ist wegen der mitbetroffenen Karotis nicht erlaubt. Der Druck auf die Bulbi, der rechts und links gleichzeitig vorgenommen werden kann, scheint etwas weniger wirksam zu sein. Der leitende Gedanke dieses therapeutischen Versuches liegt darin, durch die mechanische Reizung des Vagus einen negativ chronotropen und vielleicht auch negativ bathmotropen Effekt zu erzielen. Wohl auf dem gleichen Wege wirken die von anderer Seite empfohlenen Maßnahmen: Kitzeln des Rachens bis zur Auslösung von Würgbewegungen und die Erregung von Erbrechen etwa durch Brechmittel. Ähnlich wirkt auch die Aufforderung zu langsamem, sehr tiefem Atmen mit einer willkürlich verlängerten Pause am Ende des Inspiriums oder die direkte Durchführung des Valsalva'schen Versuches, soweit die Möglichkeit und psychische Bereitschaft des Patienten hiezu vorhanden ist. Muß man doch oft staunen, wie wenig auch anscheinend intelligente Menschen imstande sind, die Atembewegungen bewußt zu regeln, wie viel weniger erst in der Erregung, die ein Anfall schafft. (Der Valsalva'sche Versuch besteht darin, daß man nach einer sehr tiefen Inspiration bei geschlossener Glottis eine anhaltende, pressende Exspirationsbewegung machen läßt. Das aktive Pressen der Muskulatur des Bauches und Diaphragmas kann auch durch Druck der Hände auf den Bauch mit unterstützt werden.)

Helfen die geschilderten Mittel nicht, dann hat man wenigstens Zeit gewonnen für die Anwendung medikamentöser Mittel, als deren allerwichtigste das Chinin und das Chinidin zu erwähnen sind. Chinidin ist ein dem Chinin isomeres Alkaloid und kommt als Chinidinum sulfuricum in den Handel. Je nach der Bedrohlichkeit des Anfalls sind die Mittel oral oder parenteral zu geben. Chinidin scheint in der Regel wirksamer zu sein als Chinin. Man verordnet in leichteren Fällen dreimal 0·25 bis

0·4 Chinidin in ein- bis zweistündigen Intervallen; wenn Chinidin nicht zu haben ist, kann man auch Chinin in der gleichen oder besser in einer etwas höheren Dosierung nehmen lassen. Handelt es sich aber von vornherein um einen schweren Fall mit sehr hoher Frequenz oder haben sich Anfälle in kürzeren Zeiträumen wiederholt, ohne daß eine besondere sekundäre Schädigung des Herzmuskels nachzuweisen war, dann ist die intravenöse Anwendung indiziert. Geeignete Präparate in fertiger Packung sind das Chininum bihydrochloricum carbamidatum von Merck in Darmstadt oder das Chinolysin von Silten in Berlin, das als 50%ige Lösung in einem Kubikzentimeter 0·5 Chinin enthält; man beginne nicht mit der vollen Dosis, sondern injiziere 0·2 bis 0·3 Chinin. Eine Erhöhung der Dosis nimmt man erst nach ein bis zwei Stunden vor, wenn die erste Injektion keinen Erfolg hatte. Zu allermeist wird man aber doch eine schlagartige Wirkung, ähnlich wie bei anderen Fällen von Herzleiden durch Strophantin, bemerken können. Das Chinidin ist zwar in viel kleinerer Dosis schon intravenös wirksam, aber es ist in Wasser sehr schlecht löslich. Wenn die Möglichkeit gegeben ist, so kann man es in einer Menge von 0·05 bis 0·1 in heißem Kardiazol lösen und noch warm injizieren. Subkutane oder intramuskuläre Injektionen der Chinidinpräparate sind nicht zu empfehlen.

Nun darf aber bei der Anwendung des Chinins und des Chinidins nicht vergessen werden, daß es Medikamente sind, welche eigentlich als Herzgifte bezeichnet werden müssen, da sie sämtliche Partiärfunktionen, also die Kontraktilität des Herzmuskels, die Erregbarkeit und die Reizleitung vor allem herabsetzen. Im vorliegenden Fall wollen wir aber nur von der negativ chronotropen und bathmotropen Wirkung einen therapeutischen Gebrauch machen. Der negativ inotrope Effekt als unerwünschte Beigabe verlangt eine besondere Wachsamkeit, wenn sich im Verlaufe des Anfalls Zeichen eines Nachlassens der Herzkraft einstellen.

In der Mehrzahl der Fälle wird man mit Chinin oder Chinidin einen zufriedenstellenden Erfolg erzielen; es gibt aber auch chininrefraktäre Fälle (die vielleicht auch eine andere noch nicht geklärte Genese der Tachykardie aufweisen). Hier wird empfohlen, einen Kubikzentimeter Adrenalin in 10 Kubikzentimetern physiologischer Kochsalzlösung intravenös zu injizieren. Theoretisch besser begründet ist aber der folgende erprobte Vorschlag: 0·25 Milligramm Ouabain· oder ein anderes intravenös verwendbares Digitalispräparat wie Digipurat (Knoll) oder besonders Digitalysat (Bürger) (aber lieber nicht Strophantin) intravenös und 1 bis 1·2 Milligramm Physostigminum salicylicum subkutan. Die Injektionen müssen in der angegebenen Reihenfolge und Applikationsart gegeben werden. Bei dem Symptome der Vorhofpfropfung mit beginnender Vorhofdilatation wäre von vornherein zu raten, nicht die intravenöse Chinintherapie, sondern lieber das letzterwähnte Verfahren mit Digitalis oder Ouabain anzuwenden. Manchmal wird im Anfalle auch eine kleine Morphiumgabe (0·005 — 0·01 — 0·015) unvermeidlich sein, um die nötige Beruhigung zu erzielen. Manchmal genügt auch schon, ein stärkeres Baldrianpräparat wie Validol, Bornyval, Valyl, Valofin in Perlen oder zu 10—20 Tropfen zu nehmen.

Im anfallsfreien Stadium wird es ratsam sein, einige Zeit kleine Dosen von Chinin (0·2 pro dosi als Pulver 2- bis 3mal täglich) oder auch Folia digitalis (1- bis 2mal täglich je 0·05 in Pillenform) zu geben.

Schließlich wäre noch darauf hinzuweisen, daß außerhalb der Anfälle eine Prophylaxe allgemeiner Art durchzuführen ist, die sich auf Regelung der Lebensweise und der Ernährung, auf Vermeidung von anfallauslösenden Vorkommnissen sowie auf eine Kräftigung des Nervensystems erstreckt. Kohlensäurebäder dürften nicht zu empfehlen sein, wohl aber Luftperlbäder, indifferent temperierte Bäder (29 — 28⁰ R = 36 — 35⁰ C) mit medikamentösen Zusätzen (wie zum Beispiel ein gutes flüssiges Fichtennadelextrakt oder der Absud von 250 Gramm Flores Chamomillae oder ebensoviel Rhizoma Calami und dergleichen mehr), Halbbäder mit Packungen, insgesamt eben Maßnahmen, die die Erregbarkeit des Nervensystems herabsetzen.

Ganz besonders ist aber darauf aufmerksam zu machen, daß bei Störungen der Darmfunktion, seien sie nun mehr motorischer oder wie zumeist auch chemischer Natur, diese Störungen unbedingt zu beseitigen sind. Die Fälle sind nicht so selten, daß ein starker Meteorismus, der ein vielleicht an sich schwaches Diaphragma hochdrängt, wenigstens scheinbar als auslösendes Moment wirkt, wobei nicht bloß an den mechanischen Effekt hinsichtlich der Lage des Herzens und der abdominellen Zirkulationsverhältnisse, sondern auch daran zu denken ist, daß abnorme Abbauprodukte zur Resorption gelangen, die die Vorbedingungen für die hyperkinetische Reaktion des Herzens schaffen. Der Meteorismus an sich könnte allerdings wahrscheinlich dadurch auftreten, daß bei einer beginnenden Verschlechterung der abdominellen Zirkulation die normal notwendige Resorption der Darmgase unzureichend wird. Anderweitige Symptome am peripheren Zirkulationssystem, wie weißer und roter Dermographismus, Migränebereitschaft usw., lassen die Annahme von der Wirkung pathologischer Darmfäulnisprodukte mit histaminartigem Charakter begründet erscheinen. Wenn man zu raschem Eingreifen gezwungen ist und nicht genügend Zeit hat, eine Analyse der Störungen im Darmchemismus vorzunehmen, empfiehlt sich fürs erste nach Anwendung eines leichten Purgativs die Verordnung einer eiweißreichen Kost (mageres Fleisch, viel Topfen) und zugleich größerer Mengen eines Kohlepräparates, beispielsweise gewöhnlicher Tierkohle (2 bis 3 Eßlöffel pro Tag) oder Eucarbon (4 bis 6 Tabletten pro Tag) oder Argocarbon (Kohle plus Silber) oder auch Adsorgan. Im weiteren Verlaufe wird man sich in präziserer Form auf die Art der Darmstörung einzustellen haben und dann vielleicht sehen, daß ein rein vegetabilisches Regime besser ist, wiewohl es zumeist viel mehr Gase entwickeln läßt als das vorher angeführte eiweißreiche.

Vorhofflattern und Vorhofflimmern.

Pulsus irregularis perpetue.

In genetischer Nachbarschaft zumindest eines Teiles der Fälle von paroxysmaler Tachykardie finden sich Frequenzstörungen der Vorhofstätigkeit, die über jene in dem zugehörigen Abschnitte (Seite 25) angeführten Schlagzahlen noch weit hinausgehen. Wir verstehen darunter das Vorhofflattern und das Vorhofflimmern. Es läßt sich hinsichtlich der Frequenz eine Reihenfolge aufstellen:

Paroxysmale Tachykardie	170 bis 220 Kontraktionen
Vorhofflimmern	bis zirka 400 Kontraktionen
Vorhofflattern	bis zirka 600 Kontraktionen

Als wichtige Tatsache kommt die Beobachtung hinzu, daß Vorhofflattern in Vorhofflimmern übergeht und umgekehrt Flimmern sich in Flattern zurückbilden kann, sowie daß auch nähere Beziehungen genetischer Natur zur paroxysmalen Tachykardie und zur Extrasystolie zu bestehen scheinen. Es wäre aber nicht ohneweiters die Annahme erlaubt, auf Grund der gemeinsamen Ähnlichkeit in der scheinbar nur quantitativ verschiedenen Frequenzerhöhung der Vorhoftätigkeit auf den Effekt einer den vier Krankheiten, nämlich Extrasystolie, paroxysmaler Tachykardie, Flattern und Flimmern, gemeinsamen Ursache zu schließen zu müssen.

Das Vorhofflattern ist eine relativ seltene Erkrankung. Ohne elektrokardiographische Untersuchung ist sie schwer erkennbar; da kann sie nur vermutet werden. Klinische Anhaltspunkte gewähren:

1. das manchmal vorhandene Wogen der Jugularvenen, da ja bei der hohen Frequenz ähnliche Erscheinungen wie bei der Vorhofpfropfung auftreten müssen, wie sie im vorausgegangenen Abschnitt geschildert wurden. Nur darf man nicht vermuten, das Wogen der Jugularvenen sei direkte Übertragung des Flatterns; diese Flatterbewegung ist in ihren Ausmaßen viel zu gering, als daß sie in einem Venenpuls für die bloße Beobachtung sichtbar würde;

2. die fast stets vorhandene unregelmäßige Kammertätigkeit. Die Ventrikel kommen in ihrer Tätigkeit nicht der Frequenz der Vorhöfe nach; nur jede zweite oder dritte Vorhofsystole wird übergeleitet und löst eine Ventrikelsystole aus. Wichtig für die diagnostische und genetische Beurteilung ist, daß in diesen Fällen der Vagusdruckversuch negativ ausfällt und auch Digitalis als Vagusreizmittel keinen Einfluß auf die Vorhoffrequenz zeigt. Aus diesen Feststellungen können wir schließen, daß beim Vorhofflattern eine abnorme Erregbarkeit (heterotope Reizbildung) im Vorhof vorliegt. Die unregelmäßige Kammertätigkeit ist nur eine sekundäre Folge.

Wesentlich wichtiger ist das Vorhofflimmern nicht bloß, weil es häufiger zur Beobachtung kommt, sondern deswegen, weil es in den letzten Jahren als Ursache der Arrhythmia perpetua erkannt wurde. Diese nicht extrasystolische Arrhythmie mit ihrer vollständigen Unregelmäßigkeit kann als dermaßen konstantes Symptom des Vorhofflimmerns angesehen werden, daß wir für die Praxis unter logischer Umkehrung behaupten können, aus dieser Form der Arrhythmie mit größter Wahrscheinlichkeit auf Vorhofflimmern schließen zu dürfen. Gerade in der Beurteilung dieser Form der Pulsunregelmäßigkeit ist eine gründliche Änderung eingetreten; wurde sie doch bis vor knapp fünfzehn Jahren noch ohne jede Einschränkung für ein Symptom der Myokarditis gehalten. Gewiß kommt die Arrhythmia perpetua bei einer Myokardläsion vor. Aber die Erfahrung zeigt, daß auch ein gesundes Herz vom Vorhofflimmern befallen werden kann, daß es Menschen gibt, die erst nach längerem Bestehen ihres Flimmerns den Arzt aufsuchen, weil sie keine Beeinträchtigung ihrer Leistungsfähigkeit wahrgenommen hatten, daß schließlich Menschen mit Vorhofflimmern ein hohes Alter erreichen können. Wie bei der paroxysmalen Tachykardie ist auch hier die Annahme berechtigt, daß derartige Fälle oftmals früher dem praktischen Arzte als dem Arzte einer Krankenanstalt zur Beobachtung kommen. Allerdings darf nicht aus dem Auge verloren werden, daß sich der Pulsus irregularis perpetue — Pulsus irregularis perpetuus, wie so häufig gesagt wird, ist barbarisches Latein, da ja perpetuus nicht Adjektiv für pulsus sein soll — auch bei einem schon geschädigten Herzen einstellen kann; unter diesen Umständen ist er mit Rücksicht auf die später noch zu schildernden Folgen für den Kreislauf als ein viel ernsteres Vorkommnis zu bewerten. Die Erfahrung lehrt, daß es besonders die Mitralfehler sind, die die Vorhöfe zum Flimmern disponiert machen. Aber aus dieser kurzen prinzipiellen Gegenüberstellung der Irregularität bei muskulär gesunden und kranken Herzen ergibt sich für die Beurteilung des Vorhofflimmerns, daß es nicht das obligate Symptom einer bestimmten pathologisch-anatomischen Erkrankung vorstellt, sondern auch durch funktionelle Störungen in der Erregbarkeit und Reizbildung hervorgerufen werden kann. In einigen Fällen findet man allerdings Veränderungen an der Eintrittsstelle der Vena cava superior in den Vorhof, also jener Stelle, die theoretisch überhaupt für die zum Flimmern führende Funktionsstörung maßgebend sein dürfte.

Für die klinische Beurteilung des dem ständig irregulären Pulse zugrunde liegenden Vorhofflimmerns ist wichtig, daß das Flimmern mit seiner enormen Frequenz keine für die Blutbewegung effektive Leistung aufbringt; die Arbeit ist nutzlos. Damit steht auch im Zusammenhange, daß das Vorhofflimmern kein auskultatorisch wahrnehmbares Schallphänomen erzeugt. Es fehlen die ausgiebigen rhythmischen Vorhofkontraktionen, die zur Füllung der Ventrikel führen; es fehlt daher auch die normale Vorhofwelle. Hiebei ist auf ein negatives klinisches Symptom hinzuweisen, das Flimmern vermuten läßt: bei vorhandenem Pulsus irregularis und Verbreitung der Herzdämpfung im Bereiche der Ventrikel und Vorhöfe läßt das vollständige Fehlen von Jugularispulsation Vorhofflimmern annehmen. Wir erwähnen dieses Zeichen für den praktischen Arzt deswegen, weil die vollständige Unregelmäßigkeit des Pulses, die als Charakteristikum gegenüber der durch Extrasystolen hervorgerufenen Arrhythmie gefordert wird, manchmal nur schwer ohne graphische Analyse festgestellt werden kann. Weiters ist aber zu bedenken, daß auch bei Flimmern p o s i t i v e r V e n e np u l s auftreten kann. Es kommt ja durch den Mangel entleerender Vorhofskontraktionen zu einer Überlastung der Vorhöfe mit nachfolgender Dilatation und damit im Zusammenhange auch zu einer ungenügenden Füllung der Ventrikel mit ihren Folgen für den peripheren Kreislauf. Wie schon früher auseinandergesetzt, muß der positive Venenpuls nicht unbedingt auf eine Trikuspidalinsuffizienz zurückgeführt werden. Sehr wichtig ist das Verhalten der Ventrikel. Im allgemeinen beobachten wir die unregelmäßige Kammertätigkeit. Viele auskultatorisch wahrnehmbare Schläge machen sich in der Peripherie nicht bemerkbar, was vor allem von dem unzureichenden Schlagvolumen abhängt.

Nun können wir für die Schematisierung Flimmern mit zwei verschiedenen Kammerfrequenzen unterscheiden: eine langsame und eine schnelle Form. Die langsame Form kann ausnahmsweise einmal sogar eine Eurhythmie aufweisen; die Erkennung am Krankenbette wird dadurch außerordentlich erschwert. Je größer die Zahl der Kammerschläge, desto schwerer wird die Arrhythmie festzustellen sein, außer man findet die ominöse polternde Form der Ventrikeltätigkeit mit ihren unvermuteten und unregelmäßigen Pausen. Diese Form tritt gewöhnlich bei geschädigtem Herzmuskel auf und war wohl auch die Veranlassung dafür, den Pulsus irregularis perpetue für ein Symptom der allgemeinen Myokarditis zu erklären. Es kann aber auch die Differentialdiagnose gegenüber einer anhaltenden paroxysmalen Tachykardie in Frage kommen. Die sichere Entscheidung ist nur elektrokardiographisch zu treffen. Unbedingt zu bedenken ist, daß die rasche Ventrikeltätigkeit eine Verschlechterung der ohnehin geschädigten Kreislaufverhältnisse bedeutet und Maßnahmen zur Verlangsamung erfordert. Dies um so mehr, als die Ventrikeltätigkeit die Anpassung an die verschiedenen Anforderungen an die Herzaktion verloren hat; sie schlägt bei der Arbeit zu langsam, in der Ruhe oft zu schnell. Der abnormale Funktionszustand des Sinusknotens als der regulären Ursprungsstelle für die Reize der Vorhofskontraktionen läßt die normalen hemmenden oder beschleunigenden Einflüsse, die aus der Peripherie über das Zentralnervensystem kommen, nicht mehr geltend werden.

Wir fassen nochmals zusammen: der Pulsus irregularis perpetue ist das Symptom des Vorhofflimmerns. Die prognostische Beurteilung des Flimmerns ist wesentlich verschieden, je nachdem es bei einem anscheinend gesunden oder bei einem durch Klappenfehler oder durch andere Krankheiten geschädigten Herzmuskel auftritt. Beim muskulär gesunden Herzen kann das Flimmern eine lange Jahre währende Dauererscheinung sein. Ich habe einen über 50 Jahre alten Patienten seit langem in Beobachtung, der seit seinem 16. Lebensjahre eine Mitralinsuffizienz mit Vorhofflimmern besitzt. Diese Arrhythmie wurde von manchem Arzte als bedrohliches Zeichen der beginnenden Dekompensation aufgefaßt, ohne, daß bisher je eine wirkliche Insuffizienz eingetreten wäre. Beim geschädigten Herzen bedeutet das Vorhofflimmern eine ernste Erschwerung der Zirkulationsverhältnisse. Nach dieser Unterscheidung muß sich auch unsere Therapie richten.

Die Behandlung des Vorhofflimmerns muß sich im ersteren Falle, also bei einem anscheinend gesunden Herzen gegen das Flimmern selbst richten. Das wichtigste Mittel ist das Chinin und das Chinidin; allerdings muß gegenüber der souveränen Wirksamkeit des Chinins bei der paroxysmalen Tachykardie die Einschränkung gemacht werden, daß es nur bei jüngeren Formen voll wirkt. Man wird sich meistens mit der oralen Darreichung begnügen, sowie sich daran erinnern, daß von mehreren Seiten empfohlen wird, vor der eigentlichen Behandlung eine probatorische Dosis von 0·2 Chinin zu geben. Eine besondere Vorsicht erheischen auch jene Fälle, bei denen Embolien vorausgegangen sind oder bei denen überhaupt eine Myokardschädigung vorliegt. Gut pflegt das Chinin und Chinidin bei Flimmern durch eine Thyreotoxikose zu wirken. Sehr wichtig ist auch die Einhaltung körperliche Ruhe. Hypotonie bildet eine Kontraindikation gegen Chinin. Hat man einen Fall in genauer Kontrolle und bestehen keine der angeführten Kontraindikationen, dann kann man, wenn nötig, auch bis zu sehr hohen Chinindosen ansteigen. Ich ließ zum Beispiel vor nicht langer Zeit eine Frau, deren Flimmern jahrelang bestand und bei der die normalen Chinindosen keinen Erfolg gezeigt hatten, innerhalb eines Vormittags 3·0 Chininum hydrochloricum nehmen. Das Flimmern verschwand und kehrte bis jezt nicht wieder. Allerdings kann eine derartige Dosierung nicht als Normalbeispiel hingestellt werden; sie soll nur als Illustration der Wirksamkeit des Chinins dienen.

Auch Digitalis hat einen Effekt auf das Flimmern, so daß es bei den muskulär intakten Herzen gegeben werden kann; überdies erweist es sich aber zur Bekämpfung sekundärer Folgen sehr nützlich. Die wichtigste Eigenschaft in der Wirkungsweise der Digitalis ist die Verlangsamung der Ventrikeltätigkeit, die auf einer Hemmung der Reizleitung beruht. Es werden nicht mehr zu viele der kleinen zahlreichen, von den Vorhöfen ausgehenden Reize auf die Kammermuskulatur übergeleitet; die Verlängerung der Diastole gestattet nicht nur eine bessere Erholung der Kammermuskulatur, sondern ermöglicht auch eine bessere Entleerung der Vorhöfe und eine ausgiebigere Versorgung der Peripherie. Da die Digitalistherapie hier nicht bloß ihrer positiv inotropen Wirkung wegen angewendet wird, sondern als Ziel die Reizleitungshemmung gesetzt ist, erweist es sich als unerläßlich, individualisierend vorzugehen und den Puls einer ständigen Kontrolle zu unterziehen. Kann doch die Leitungshemmung so weit gehen, daß eine Bigeminie auftritt oder sogar eine Blockierung stattfindet (man vergleiche die späteren Abschnitte) mit dem Einsetzen der Kammerautomatie. Die B i g e m i n i e ist eine Zwillingstätigkeit des Herzens, die durch eine besondere Art von Extrasystolen hervorgerufen wird: die Extrasystolen treten regelmäßig und in fester zeitlicher Bindung nach jeder normalen Systole auf. Die zweite Systole jedes Paares kann vom Vorhofe oder auch von der Kammer allein ausgehen; der letztere Vorgang wird insbesondere bei unabhängig selbständig schlagenden Ventrikeln (Automatie) einsetzen. Im allgemeinen wird man mit kleinen Dosen Digitalis, etwa 2×0.05 pro die, beginnen. Aber gerade beim Flimmern ist es nötig, gelegentlich in der Dosierung bis zu Intoxikationserscheinungen (Dyspepsie, Erbrechen) anzusteigen, bis die Wirkung auf die Kammerfrequenz nachweisbar geworden ist.

Bei Fällen, die sekundäre Störungen aufweisen, wie Erweiterung der Vorhöfe, die auch perkutorisch zu erfassen ist, Vergrößerung der Leber oder gar Ödeme, möge nicht Chinin allein versucht werden; es empfiehlt sich hier sofort mit Digitalis zu beginnen; ist der Digitaliseffekt eingetreten, so kann man bei kürzerem Bestande der Krankheit Chinin einige Zeit prophylaktisch weiter geben. Manchmal erweist sich für eine chronische Medikation, sofern sie nötig, auch die Kombination von kleinen Digitalisdosen mit Extractum Strychni nützlich. Zum Beispiel:

Rp.
Pulv. fol. dig. titr. 2·5.
Extr. Strychni 1·0.
Misc. Fiat ope succi Liqu. massa pillul.
Div. in pill. No. L (quinquaginta).
DS. Täglich 2 bis 3 Pillen.

Bei peripheren Zirkulationsschäden sind auch Kohlensäurebäder angezeigt.

Je höher die Kammerfrequenz, je schwerer der Digitaliseffekt zu erreichen, desto ungünstiger ist im allgemeinen die Prognose. Aber es sei wiederum darauf hingewiesen, daß Pulsus irregularis perpetue und Vorhofflimmern nicht Zeichen eines versagenden Herzens sein müssen. Gehen auch die meisten herzkranken Fälle wahrscheinlich an Vorhofflimmern mit seinen Folgen zugrunde, so findet man dennoch — und viel häufiger als bisher vermutet wurde — Vorhofflimmern und irregulären Puls als jahrelang bestehenden, die Leistungsfähigkeit nur wenig beeinträchtigenden Zustand.

Der Übergang des Vorhofflimmerns in Kammerflimmern ist tödlich.

Eine Ausnahme von dieser absolut infausten Prognose macht vielleicht ein kurzdauerndes Flimmern, besonders wenn es einen vorher noch ungeschädigten Kammermuskel befällt. Das praktisch wichtigste Ereignis, das unter den angeführten Bedingungen Kammerflimmern auslöst und damit noch einen Funken Hoffnung gewährt, ist die Einwirkung des hochgespannten elektrischen Stromes. Die grundlegenden Untersuchungen Jellineks und seiner Mitarbeiter haben den Eintritt des Kammerflimmerns als die entscheidende Todesursache auch für den Menschen wahrscheinlich gemacht; die von Jellinek schon seit langem immer wieder vertretene Forderung, bei einem durch den elektrischen Strom Verletzten, auch wenn er p u l s l o s (scheintot) ist, d u r c h S t u n d e n die k ü n s t l i c h e A t m u n g durchzuführen, erhält eine interessante experimentelle Stütze, da ja das Kammerflimmern keine für die Pulsauslösung brauchbare Blutbewegung leistet, wobei aber doch der Herzmuskel trotz der Pulslosigkeit noch nicht abgestorben ist. Diese experimentellen Untersuchungen mit ihrer zwingenden therapeutischen Schlußfolgerung sind geeignet, ein anscheinend verlorenes Menschenleben zu retten. In verzweifelten Fällen könnte vielleicht auch der Versuch unternommen werden, neben der fortgesetzten künstlichen Atmung in eine Jugularvene Chinin zu injizieren unter der Annahme, daß durch die bei den Respirationsbewegungen gesetzten positiven und negativen intrathorakalen Druckschwankungen das Medikament bis an den Herzmuskel gelangt.

Die Extrasystolie.

Die Extrasystolie ist jene Frequenzstörung, die im Herzmateriale des praktischen Arztes wohl am häufigsten vorkommt und die schon aus diesem Grunde, aber vielmehr noch deswegen, weil sie ein vieldeutiges Symptom ist, einer besonderen Beachtung bedarf. Die Anschauungen über ihre Entstehung und Beurteilung haben im Laufe der letzten Jahre einen auffallenden Wechsel erfahren. Wurde sie früher besonders, wenn sie während oder im

Anschlusse an infektiöse Erkrankungen auftrat, als ein Signum
mali ominis oder zumindest als Vorbote einer schweren Myokardläsion betrachtet, so ergab andererseits gerade die Beobachtung
der praktischen Ärzte, daß sie subjektiv zwar höchst unangenehm
empfunden wird, aber objektiv nicht so selten als eine mehr harm-
lose Störung der Rhythmik, fern von jeder Bedrohlichkeit, anzusehen sei. Dieser Zwiespalt in der subjektiven Auffassung des
Patienten und in der objektiven Beurteilung des Arztes erfordert
mehr als bei anderen Krankheitszuständen eine möglichst genaue
Erfassung der Pathologie und nach deren Erkennung eine auto-
ritative Äußerung. Denn der Patient, der einmal die Extrasystolie
zu fühlen bekommen hat, glaubt, an seinem lebenswichtigsten
Organe krank zu sein; der Arzt weiß aber, daß dieses Symptom
nicht nur bei bloß scheinbar gesunden Menschen vorkommen
kann; er weiß, daß es auch Personen gibt, die durch lange Zeit
hindurch ständig oder nur zeitweilig eine Extrasystolie aufweisen
und dabei die volle Erwerbsfähigkeit besitzen, ja sogar, daß die
Extrasystolen gerade während eines Urlaubs mit vermehrten Bewegungen aufhören und erst wieder bei der Rückkehr in den mit
Unlust ertragenen Beruf auftreten. Selbst in den Pubertätsjahren
ist Extrasystolie nicht selten, die dann nach Beendigung der prü-
fungsvollen Mittelschule oft von selbst aufhört; wie überhaupt
das Symptom nach meiner Erfahrung häufiger bei männlichen
als weiblichen Individuen zu finden ist. Ein besonders großes
Kontingent für die Extrasystolie scheinen die Ärzte selbst zu
stellen. Auf der anderen Seite darf aber durchaus nicht vergessen
werden, daß wir die Extrasystolie bei sehr vielen wirklichen
Herzkranken antreffen.

Was ist nun unter E x t r a s y s t o l i e zu verstehen?

Man versteht unter Extrasystolie Kontraktionen des Herzens oder einzelner Abschnitte des Herzens, die außerhalb des
regelmäßigen Rhythmus fallen. Voraussetzung hiefür ist das Auftreten eines besonderen Kontraktionsreizes. Erinnern wir uns an
das im Abschnitte über die Physiologie gesagte, daß der normale
rhythmische Kontraktionsreiz in der Nähe der Einmündung der
großen Hohlvene in den rechten Vorhof entsteht und daß er sich
längs des spezifischen muskulären Reizleitungssystems auf die
übrigen Abschnitte des Herzens ausbreitet; wir sahen, daß dieses
Reizleitungssystem als kardiomotorisches Zentrum gleichzeitig
auch Sitz der Reizbildung ist. Je nach dem Sitze der Reizentstehung unterscheidet man theoretisch eine nomo- und heterotope
Reizbildung; die heterotope Reizbildung ist mit der Extrasystolie
nicht voll identisch, schon weil es auch eine nomotope Extra-

systolie gibt und weil wir die beim Herzblock später zu beschreibende Kammerautomatie nicht unter den klinischen Begriff der Extrasystolie einreihen. Es ist eben notwendig, daß der abnorme Reiz dem vom Sinusknoten ausgehenden normalen Reize z u-v o r k o m m t.

Wenn es auch für die praktische Beurteilung minder wichtig — und ohne elektrokardiographische Registrierung auch un-

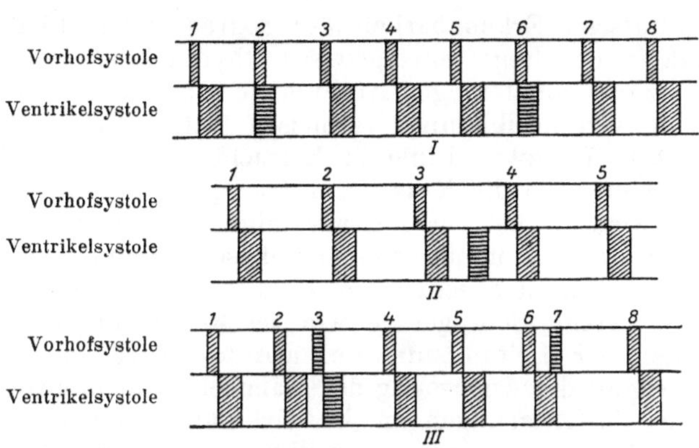

Schema der Extrasystolien nach F. Wenckebach.

Schema I zeigt eine Kammerextrasystolie beim zweiten und sechsten Schlage. Die Kammerkontraktion setzt vorzeitig ein. Die Pause nach der Kammerextrasystole ist um so viel länger, als die Systole zu früh kam.

Schema II zeigt nach der dritten normalen Systole eine interpolierte Kammerextrasystole. Die langsame Frequenz ermöglicht es, daß die Refraktärphase nach der Extrasystole schon überwunden ist, wenn der nächste normale Kontraktionsreiz vom Vorhofe im Ventrikel einlangt.

Schema III zeigt (von mir kombiniert) zwei verschiedene Typen von Vorhofextrasystolen. Bei 3 ist eine gewöhnliche Vorhofextrasystole zu sehen, die bei ungestörter Reizleitung eine Kontraktion der Kammer auslöst. — Bei 7 ist eine blockierte Vorhofextrasystole; da sie noch im zeitlichen Bereiche der vorausgegangenen normalen Kammersystole einsetzt, kann sich der Kontraktionsreiz nicht auf die Kammer fortpflanzen.

möglich ist — festzustellen, von welchem Punkte die Extrareizbildung ausgeht, so mögen doch ganz kurz die einzelnen Arten geschildert werden mit der Hinzufügung, daß auch bei lange Zeit bestehender Extrasystolie, die vielleicht ihre klinische Erscheinungsform und ihre Intensität wechselt, doch bei einem und demselben Individuum der Entstehungsort und Erregungsablauf sich gleich bleibt.

Die wichtigste Form ist die Kammerextrasystolie. Es sind dies Ventrikelkontraktionen, die vorzeitig die laufende Diastole unterbrechen. Die Vorhöfe schlagen in normalen Rhythmus weiter. Die Möglichkeit ist naheliegend und häufig, daß eine Extrasystole der Kammer mit einer Vorhofsystole zusammentrifft, so daß sich der Vorhof nicht entleeren kann und jene Verhältnisse eintreten, die schon früher als Vorhofpfropfung beschrieben wurden.

Die klinische Erkennbarkeit der Extrasystolie stützt sich darauf, daß in der Regel eine gewisse Rhythmik erkennbar ist im Gegensatz zur vollständigen Arrhythmie beim Vorhofflimmern, die jegliche Gruppenbildung vermissen läßt, differentialdiagnostisch aber in erster Linie in Betracht kommt. Als Hilfsmittel kann hier noch die Reaktion auf körperliche Bewegungen angewendet werden: bei der Extrasystolie merkt man eine Beschleunigung und zu mindestens aus diesem Grunde eine Regularisierung, denn der schnellere Puls wird von selbst auch regelmäßiger, wenn nicht gerade wie bei Reizleitungsstörungen das Versagen der Leitungsfunktion manifest wird; beim Vorhofflimmern fehlt die Anpassung der Kammerfrequenz gegenüber den erhöhten Anforderungen an die Zirkulation. Bei der Herzauskultation hört man einen vorzeitigen, aus dem Rhythmus fallenden, meistens etwas schärfer akzentuierten ersten Ton, dem ein zweiter Ton folgen kann aber nicht muß, wenn durch die Extrasystole nicht die Seminularklappen zur Öffnung gebracht werden. Jedenfalls kommt es darnach zu einer längeren Pause als sie dem vorliegenden Rhythmus des Herzens entsprechen würde; das heißt, diese der Extrasystole folgende Pause bis zum nächsten normalen Schlag ist um so viel länger, als die Extrasystole selbst zu früh kam. Denn der erste an die Extrasystole sich anschließende normale Schlag kommt zu der gleichen Zeit, wie wenn die Extrasystole nicht dagewesen wäre. Die Pause wirkt kompensatorisch.

Die Extrasystole kann einen kleineren als den normalen Puls in der Arteria radialis hervorrufen, die Pulswelle kann aber auch vollständig fehlen. Dieser Effekt der Extrasystole hinsichtlich der Fühlbarkeit des Pulses hängt vor allem vom Füllungszustand des Ventrikels ab und dieser wieder ist bedingt vom Moment des Einsetzens der Kammerextrasystole im Verhältnis zur normalen Vorhofsystole. Sind jene schon erörterten Bedingungen gegeben, die zur sogenannten Vorhofpfropfung führen, bei der sich der Vorhof nicht in normaler Richtung seines Inhaltes entledigen kann, weil der Ventrikel kontrahiert ist, so wird man meistens keine Pulswelle fühlen können; man spricht da von der extrasystolischen Form des Pulsus intermittens. Die Feststellung ist leicht, wenn man die Pulsfrequenz und die Zahl der Kammerschläge mit der Uhr getrennt ermittelt.

In seltenen Fällen kann es vorkommen, daß eine Extrasystolie ohne kompensatorische Pause zu beobachten ist. Dieses Ereignis der fehlenden kompensatorischen Pause tritt dann ein, wenn die Extrasystole so früh in die Diastole fällt, daß bis zum Beginne der nächstfolgenden normalen Systole die Reizleitungs- und Kontraktionsfähigkeit dermaßen wieder hergestellt ist, daß die Kammermuskulatur auf den zu normaler Zeit eindringenden Vorhofreiz wieder ansprechen kann. Voraussetzung hiefür ist ein langsamer Grundrhythmus. Diese Form nennen wir interpolierte Extrasystolen; erkennbar ist sie durch vergleichende Palpation des Spitzenstoßes und des Pulses. (Man vergleiche Schema II der Abbildung 3.)

Die Extrasystolen können in unregelmäßigen oder in regelmäßigen Intervallen auftreten, sie können dabei auch bestimmte Gruppierungen einnehmen, indem zum Beispiel nach einer Anzahl normaler Schläge zwei Extrasystolen zusammen einsetzen. Und schließlich ist noch zu beachten, ob die Extrasystolen stets in der gleichen zeitlichen Abhängigkeit von der vorausgehenden Normalsystole bleiben. Hiebei kann es zur echten Bigeminie (Zwillingstätigkeit) kommen, wenn auf jede Systole in gleich bleibendem zeitlichen Intervall eine Extrasystole folgt.

Neben der hier erwähnten Kammerextrasystolie gibt es eine seltene Vorhofextrasystolie. In der Regel wird die Vorhofextrasystole im gewöhnlichen Erregungsablauf auf den Ventrikel übertragen; nur wenn die Vorhofextrasystole so früh einsetzt, daß sie in den zeitlichen Bereich der noch nicht vollständig beendeten vorhergegangenen Ventrikelsystole fällt, kommt es zu einer Blockierung der Überleitung vom Vorhofe auf den Ventrikel. Der Sitz der Erregung für die Vorhofextrasystole kann in einem beliebigen Punkte der spezifischen Muskulatur, er kann aber auch im Sinusknoten selbst liegen. Die Differentialdiagnose darüber ist nur mittels graphischer Registrierung möglich. Die Folgen für die Störungen des Rhythmus hängen dabei vor allem von dem zeitlichen Verhältnisse zur normalen Reizentstehung ab, sind daher sehr mannigfaltig und durch die Beobachtung des Kranken allein nicht zu fassen. (Man vergleiche Schema III der Abbildung 3.)

Die Entstehung der Extrasystolie.

Über die Bedingungen, unter denen beim Menschen aus gewissermaßen inneren Ursachen heraus die Neigung zu Extrasystolen auftritt, sind wir nicht mit voller Klarheit unterrichtet. Wir müssen uns die klinische Erfahrung vor Augen halten, daß die Extrasystolie unter den verschiedensten Umständen, bei starken und schwachen, bei herzgesunden und herzkranken Menschen vorkommt. Ihr Eintreten darf unsere Diagnose nicht in eine bestimmte Richtung führen, weil wir zu wenig konkrete Anhaltspunkte haben, um zu erkennen, aus welchem Grunde in dem einen Falle die Extrasystole eintritt, in dem anderen nicht.

Als Voraussetzung für das Eintreten der Extrasystolie ist anzunehmen, daß eine Steigerung der automatischen Reizerzeugung und eine Erhöhung der Reizbarkeit (tiefere Reizschwelle, das ist ein leichteres Ansprechen schon auf geringere Reize) vorliegt. Die Hauptschwierigkeit für die Erklärung liegt aber darin, daß die Extrasystolen, wie so häufig, in bestimmten Intervallen auftreten. Wir müssen zu der Hilfshypothese greifen, daß hier ein regelmäßig arbeitendes u n t e r g e o r d n e t e s Reizzentrum vorliegt, das in einem anderen Rhythmus arbeitet als der normal dirigierende Sinusknoten, und daß die vom sekundären Zentrum ausgesendeten Reize temporär und dynamisch so veranlagt sind, daß sie den normalen Sinusreiz stören können. Der temporäre Faktor ist wichtig, weil der Herzmuskel in einem Zeitpunkte der Reaktionsfähigkeit getroffen werden muß; der dynamische Faktor, weil die Reizbildung im Sekundärzentrum so stark sein muß, daß sie die Intensität des Sinusknotenreizes zu erreichen oder zu übertreffen vermag. Wir wissen, daß die Aktivität der sekundären Zentren, speziell der Kammern, durch Vagusreizung mittels Digitalis gesteigert werden kann.

Der Beweis für die Richtigkeit dieser theoretischen Annahme bei der Mehrzahl der Fälle von Extrasystolie ist aber n i c h t erbracht, und zwar vor allem nicht bei jenen Fällen, die ein feste Bindung zum Normalrhythmus aufweisen, wie sie am sinnfälligsten bei der echten Bigeminie oder bei jenen Fällen auftritt, wo auf eine Normalsystole zwei Extrasystolen folgen. Wir werden zu der Annahme gedrängt, daß jede Systole überhaupt den Keim zu einer nachfolgenden Extrasystole in sich birgt. Unter Heranziehung des über die Refraktärphase des Herzens (Seite 6). Gesagten ist vorauszusetzen, daß von der Größe des Energieverbrauches durch jede einzelne Systole die Dauer der Refraktärphase oder die Dauer der Wiederherstellung der Grundfunktionen, also auch der automatischen Reizbildung, abhängt; weiters ist erwähnt worden, daß das spezifische Reizleitungssystem auch Sitz der Reizbildung ist. Wenn sich nun irgend eine Stelle des Muskels aus irgend einem Grunde zu schwach kontrahiert, so bedeutet das für diese Stelle geringeren Energieverbrauch, kürzere Refraktärphase, rascheres Einsetzen der Reizbildung wie auch der Reizbarkeit: insgesamt also jene Bedingungen, die eine Ursprungsstelle für eigene Kontraktionen und die Aussendung von Kontraktionsreizen schaffen. Im Gegensatze zur Systole eines ganzen Herzabschnittes, wie Vorhof oder Kammer, bezeichnet man die schwache Kontraktion eines kleinen Muskelabschnittes als Mikrosystole. Diese mikrosystolisch tätige Stelle wird solcherart zum sekundären Reizzentrum. Eine Wiederholung dieses Vorganges nach jeder Normalsystole wird unter Einhaltung der zukommenden Refraktärphase, das heißt stets im gleichbleibenden Intervalle, das Spiel in Gang bringen. Die klinisch in Erscheinung tretenden Folgen hängen nur mehr von der Reaktionsfähigkeit der benachbarten Muskulatur ab. Ist sie gering, bleibt der Extrareiz unter der Reizschwelle, so erfolgt keine Systole; wird die Reizschwelle gelegentlich überschritten, so kommt es zu regelmäßigen oder unregelmäßigen Extrasystolen, aber wie schon erwähnt, mit der für den einzelnen Fall festbleibenden zeitlichen Bindung; ist der Extrareiz sehr kräftig, so kommt es zur echten Bigeminie, weil hier auf jede Normalsystole eine Extrasystole folgt.

Diese theoretischen Anschauungen über die Entstehungsbedingungen sind auch geeignet, die eigenartigen verwandtschaftlichen Beziehungen, die zwischen Extrasystolie und paroxysmaler Tachykardie bestehen, zu erklären. Daß Übergänge der ersten Frequenzstörung in die zweite vorkommen, ist klinisch sichergestellt; die elektrokardiographische Untersuchung läßt auch den gleichen Ausgangspunkt feststellen. Der Unterschied im Effekte liegt vielleicht nur in der Frequenz der Tätigkeit des Extrareizherdes.

Eines Umstandes darf aber bei der Entstehung der Extrasystolie nicht vergessen werden: ihre Abhängigkeit vom Nervensysteme. Von vornherein muß der Ansicht entgegengetreten werden, es handle sich dabei um eine Neurose des Herzens; diese Ansicht läßt sich in keiner Richtung begründen. Wohl aber lehrt die Erfahrung, daß Menschen mit Extrasystolen häufig einen nervösen Habitus aufweisen; nach einer englischen Statistik kommt in mehr als 30 Prozent geistige Überanstrengung ätiologisch in Betracht. Und noch wichtiger erscheint mir die wiederholt zu hörende anamnestische Angabe, daß sich die erste Wahrnehmung des aussetzenden Pulses an irgend ein besonderes Ereignis anschloß, das weniger oft eine schwere körperliche Beanspruchung, als vielmehr ein positiv oder negativ emotionell betontes Erlebnis war. Allgemein könnte man sagen, daß Freude und Leid bei psychisch nicht äquilibrierten („nervösen") Personen durch ihre plötzliche oder besondere Intensität die Extrasystolie zur Auslösung bringen können. Daß auch der umgekehrte Vorgang zur Beobachtung gelangt: psychische Erregung wie körperliche Arbeit lassen die Extrasystolie verschwinden, kann nicht als Gegenbeweis für die Richtigkeit der Annahme eines Zusammenhanges mit Nerveneinfluß dienen.

Wenn wir bedenken, daß es Tatsache ist, daß zuweilen durch mechanische Vagusreizung Extrasystolen hervorgerufen werden können, so kann die von mir gewählte Annahme zur Diskussion gestellt werden, daß auf psychischem Wege jener Grad einer Vagusreizung gesetzt wird, der durch die schon erwähnte charakteristische Hemmung im Reizleitungssystem die Vorbedingungen für eine Mikrosystolie, das ist für eine Aktivitätserhöhung eines sekundären Reizzentrums schafft. Um aber jedem Mißverständnisse vorzubeugen, sei nochmals betont, daß die Extrasystolie aus diesen Überlegungen heraus keinesfalls als Vagusneurose betrachtet werden darf; der einzig erlaubte Schluß ist der, daß Vagusreizung jene Vorbedingungen geben kann, unter denen sich eine Extrasystolie entwickelt. Die Wichtigkeit psychischer Komponenten für die Auslösung steht dabei außerhalb jeden Zweifels.

Ebenso bedeutend dürfte aber auch die Rückwirkung der subjektiven Wahrnehmungen der Extrasystolie auf die Psyche des Patienten sein. Es wurde bereits angeführt, daß, von der Minderzahl der Fälle abgesehen, die meisten Patienten die Extrasystole selbst als eine besondere, irritierende, vibrierende oder flatternde Kontraktion empfinden, die das Gefühl eines Krampfes, mitunter sogar eines heftigen Schmerzes auslöst. Die kompensatorische Pause wird als Herzstillstand oder als kraftversagende Schwäche und Leere, die erste normale Kontraktion aber wahrscheinlich durch das größere Schlagvolum ebenfalls als etwas Außergewöhnliches wahrgenommen, so daß als Endergebnis die Empfindung einer schweren Störung der Herzfunktion resultiert. Hiezu kommt noch, daß die Extrasystolen besonders in der Zeit der Ruhe bei verlangsamter Frequenz eintreten, wenn sich die Aufmerksamkeit der Patienten ungestört ihrer

Beobachtung zuwenden kann. So ist der Keim zu einer hypochondrischen Beurteilung gelegt, die den an sich disponierten Patienten zu einem wahren Neurastheniker macht.

Wir haben gesehen, daß Extrasystolen bei voll leistungsfähigen Herzen beobachtet werden, haben aber noch nicht genügend erwähnt, daß sie auch bei schweren Erkrankungen des Herzmuskels einsetzen können; ja sie werden vielleicht manchmal als erstes und deutlich wahrnehmbares Symptom einer beginnenden Herzschwäche zu betrachten sein. Nur darf man sich nicht verleiten lassen, die Extrasystolie als objektives Symptom der Myokarditis zu werten. Will man sich also eine haltbare prognostische Übersicht verschaffen, so ist es unerläßlich, das Herz einer möglichst eingehenden Prüfung zu unterziehen; nicht die Extrasystolie als solche, sondern das Ergebnis der Untersuchung des Herzens und des Gesamtkreislaufes wird unsere Beurteilung maßgebend beeinflussen. Allerdings bedeutet die Extrasystolie eine sehr beachtenswerte Komplikation, wenn es sich um kein vollwertiges Herz mehr handelt, insbesondere dann, wenn die Extrasystolen gehäuft auftreten und durch Verringerung der Erholungsmöglichkeit eine frühere Erschöpfung der Herzkraft befürchten lassen.

Noch wichtiger sind dabei die Auswirkungen auf den Kreislauf. Das Auftreten der Vorhofpfropfung wurde bereits erwähnt, ebenso in einem früheren Abschnitte die Folge dieses Ereignisses. Hier sei nur erinnert an die damit verbundene Überlastung der Vorhofmuskulatur, die zu deren Dehnung und möglicherweise irreparablen Schädigung führt. Diese Folge ist um so bedenklicher, wenn es sich um ein Herz handelt, das durch einen Klappenfehler schon an sich unter ungünstigen Bedingungen zu arbeiten hat. Und dabei wird das Urteil darüber sehr schwer fallen, ob mehr die Extrasystolie oder mehr der Klappenfehler die Hauptursache darstellt.

Man ersieht aus allem, daß die Extrasystolie von einer wirklichen unschuldigen Störung der Rhythmik mit vielfachen extrakardialen Motiven bis zur Verursachung schwerer Kreislaufstörungen alle möglichen Rollen spielen kann. Die daraus zu ziehende Lehre ist die, nicht auf Grund der Feststellung einer Extrasystolie allein eine Diagnose und Prognose aufzubauen. Sie ist nur ein vieldeutiges Symptom, das bei gesunden und kranken Herzen vorkommt. Seine Wertigkeit hängt von den Begleitumständen ab, die hier entscheidend sind.

Therapie der Extrasystolie.

Bei der wechselnden Bedeutung, welche der Extrasystolie zukommt, ist eine Behandlungsvorschrift mit kurzen Regeln unmöglich. Es können hier nur allgemeine Richtlinien aufgestellt werden.

Zuerst hat man sich die Frage vorzulegen, ob die Extrasystolie als solche für sich zu behandeln sei oder ob das geschädigte Herz mit etwaigen Zirkulationsstörungen Objekt der Therapie sein muß.

Liegt Extrasystolie bei gesundem Herzen vor, so haben wir trotz der Auffassung einer leichten Rhythmusstörung die Pflicht, sie zu behandeln; erstens wegen ihrer Rückwirkung auf die Psyche und die Lebensführung des Patienten, zweitens wegen der Möglichkeit eines Überganges der Extrasystolie in paroxysmale Tachykardie oder Vorhofflattern oder Vorhofflimmern und drittens wegen der Möglichkeit später sich ausbildender Zirkulationsstörungen. Wesentlich ist es aber, die Pathologie der ganzen Persönlichkeit zu erfassen.

Ist der Patient beunruhigt, neigt er zu hypochondrischer Auffassung, so wird man ihm möglichste Klarheit über die Art der Erkrankung geben; da aber gerade hier Worte Schall und Rauch sind, ist es notwendig, ihn wirksam zu überzeugen. Sehr häufig wird die Vorschrift zu körperlichen Bewegungen das wirkungsvollste Argument für die Nichtbeachtung der Störung bilden. Die mit der körperlichen Betätigung verbundene Frequenzerhöhung wird an sich zumeist die Extrasystolen zum Verschwinden bringen und überdies wird das Bewußtsein der erhaltenen Leistungsfähigkeit dem Patienten selbst Vertrauen geben. Allerdings sei man mit der Einhaltung dieser Ratschläge bei sehr nervösen, anämischen, herabgekommenen Patienten vorsichtig; hier empfiehlt sich für den Anfang doch vielmehr eine Ruhekur mit Anwendung von Roborantien (Mastkur, Sanatogen, Animasa, Ovomaltine usw.), sowie von beruhigenden und später tonisierenden hydrotherapeutischen Prozeduren, also indifferent temperierte Bäder mit medikamentösen Zusätzen (Kamillen, Kalmus, Fichtennadelextrakt und dergleichen), dann Halbbäder mit Packungen, Frottagen und so weiter. Die die periphere Zirkulation reizenden Kohlensäurebäder sind sehr wertvoll, nur muß man bei manchen Patienten damit vorsichtig sein, weil sie sich in ihrem Mißtrauen sagen, daß diese Bäder nur bei wirklichen Herzkranken gegeben werden. Das gilt insbesondere für die Verordnung von Badeorten speziell für Herzkranke wie Nauheim, Franzensbad, Tatzmannsdorf und anderen; der persönliche Umgang dort schadet manchmal mehr als die Kohlensäurebäder nützen. Diese allgemeine Behandlung der neurasthenischen Verfassung kann durch Medikamente unterstützt werden. Brompräparate gebe ich nach meiner Erfahrung nicht gern, wohl aber bewährte sich mir folgende Mischung:

Rp. Ammon. valerian.
Camphor. monobrom. aa 5·0.
F. ope Glycer. massa pil.
Div. in pill. No. L.
D. S. Täglich 2 bis 3 Pillen.

Manchmal ergänze ich diese Pillen durch eine Beimischung von Extr. Strychni, und zwar 0·02 pro Pille.

Besonders empfehlenswert ist diese Verordnung dann, wenn wir die Extrasystolie selbst durch das wichtigste Mittel, das wir gegen sie besitzen, gebessert oder beseitigt haben. Es ist das C h i n i n, das schon bei der Behandlung anderer hyperkinetischer Störungen erwähnt worden war. Man gibt durch eine entsprechend lange Zeit, die vom Eintreten des Effektes abhängt, mehrmals täglich 0·05 bis 0·5 und nötigenfalls mehr Chininum hydrochloricum oder das in den meisten Fällen stärker wirkende C h i n i d i n u m sulfuricum in annähernd den gleichen Dosen per os. Die Pharmakodynamik des Chinins als negativ bathmotropes Mittel erklärt ohne weiteres seine Wirksamkeit; im Gegensatze hiezu ist der praktisch sicher vorhandene Nutzen des Strychnins, das ja die Reflexerregbarkeit erhöht, theoretisch noch nicht ergründet.

Für jene Fälle, die sich dem Chinin gegenüber refraktär verhalten, ist die Darreichung kleinster Dosen von Digitalis zu empfehlen, und zwar ungefähr 0·075 bis 0·1 pro die, durch mehrere Wochen oder sogar Monate hindurch. Es sind dies Mengen, die für die Behandlung einer muskulären Insuffizienz wohl kaum eine stärkere Wirkung erwarten lassen. So erscheint die Annahme um so berechtigter, daß es sich bei dem Effekte auf die Extrasystolie um eine auf dem Umwege über den Vagus erzielte Herabsetzung der Reizbarkeit handelt. Nach W e n c k e - b a c h können Digitalis, Chinin, Strychnin auch in folgender Weise (Originalrezept) kombiniert werden:

Rp. Chinin. hydrochlor. 4·0.
Pulv. fol. digit. titr. 2·0.
Strychin. nitric. 0·08.
Misc. F. ope succi liquir. m. pill.

Div. in pill. Nr. XC (nonaginta).

D. S. Dreimal täglich 1, 2 bis 3 Pillen.

Daß die Vagusreizung im Interesse der Behandlung gelegen ist, beweisen die Versuche mit Physostigmin, die ein günstiges klinisches Ergebnis hatten. Physostigmin reizt den Vagus wie Digitalis, hat aber nicht dessen übrige Herzwirkung. Wohl aus dem nämlichen Grunde ist von einer Strophantinbehandlung mit seiner forcierten Herzwirkung, ohne stärkere Vagusreizung zumindest kein Vorteil zu erwarten, so daß von dieser Behandlungsform eher abzuraten ist.

Eine besondere Disposition scheint auch das Klimakterium zu schaffen, wenn es neurotisch und vasomotorisch stärker betont ist. Die in den verlängerten Menstruationspausen sich steigernden Beschwerden, die gelegentlich auch zu anginaartigen Anfällen führen, lassen hier neben der hormonalen Therapie auch eine Venaesectio angezeigt erscheinen, mit der sich öfters sehr gute Erfolge nicht bloß hinsichtlich der allgemeinen Störungen, sondern vor allem auch hinsichtlich der begleitenden Extrasystolie erzielen lassen; man nimmt 200 bis 300 Kubikzentimeter Blut ab; zumeist genügt ein einmaliger Aderlaß.

Unser therapeutisches Vorgehen muß sich aber anders einrichten, wenn die Extrasystolie bei einem muskulär insuffizientem Herzen auftritt. Hier lautet das Gebot nicht Behandlung der Extrasystolie, sondern Hebung der Herzkraft. Die Behandlung mit Chinin oder Chinidin ist hier eine zweischneidige Sache, da ja das Chinin ein herzlähmendes Mittel ist. Gerade diese Kenntnis ist leider nicht Allgemeingut der Ärzte und verschuldet des öfteren eine falsche Indikationsstellung für die Chininanwendung. Bei organischer Herzmuskelschädigung ist wohl am sichersten so vorzugehen, daß man zuerst durch Digitalis allein die beginnende oder ausgebildete Dekompensation zu beheben trachtet und erst darnach mit vorsichtigen Dosen von Chinin allein oder in Kombination mit kleinen protrahierten Digitalisgaben einsetzt. Zur Unterstützung der Herzwirkung gebe man daneben Cardiazol, beispielsweise von Cardiazolum liquidum zwei- bis dreimal täglich 15 bis 20 Tropfen. In einem früheren Abschnitt wurde erwähnt, daß Digitalis durch seine Vaguswirkung Extrasystolen und selbst echte Bigeminie auslösen kann. Man könnte aus dieser Tatsache eine Kontraindikation für seine Anwendung bei der Extrasystolie ableiten. Diese Überlegung ist aber nicht richtig. Besteht aus Gründen einer muskulären Insuffizienz die Indikation für Digitalis, so mag es gegeben werden. Eine Ausnahme bilden nur jene seltenen Fälle, bei welchen schon nach sehr geringen Digitalisdosen eine gehäufte Extrasystolie auftritt. Es ergibt sich für die allgemeine Praxis die Mahnung, auch bei gegebener Indikation für Digitalis nicht sofort mit brüsken Dosen zu beginnen und jedenfalls den Patienten unter genauer Kontrolle zu halten.

Die Reizleitungsstörungen.
Vorübergehende und dauernde ventrikuläre Bradykardie und Arrhythmie.

Im Abschnitte über das Vorhofflimmern wurde darauf hingewiesen, daß die Kammern dabei in einer langsameren Frequenz als die Vorhöfe schlagen, die allerdings im Verhältnisse zur normalen Pulszahl noch immer sehr hoch sein kann, so daß die klinische Unterscheidung in Flimmern mit höherer und niedrigerer Pulszahl empfohlen wurde. Der Rhythmus der Kammerkontraktionen ist dabei in der Regel ein ungleichmäßiger; allerdings kann es vorkommen, daß eine regelmäßige Schlagfolge, eine Eurhythmik besteht, wenn die Kammern vermöge ihrer Automatie, die sich unbeeinflußt vom Vorhofrhythmus entwickelt, im selbständigen Rhythmus schlagen. Diese Kammerautomatie kommt im praktischen Sinne einer Unterbrechung der Leitung vom Vorhofe zu den Ventrikeln gleich. Für die hier zu besprechenden Störungen ist es aber wichtig zu wissen, daß es auch bei r e g u l ä r e r Vorhoftätigkeit außer der völligen Unterbrechung auch eine bloße H e m m u n g d e r Ü b e r l e i t u n g gibt.

Wir müssen uns noch einmal den physiologischen Zustand der sogenannten refraktären Phase vergegenwärtigen. Während der Systole ist der Herzmuskel für jeden, auch den stärksten Reiz unerregbar geworden, parallel damit ist auch die Reizleitungsfähigkeit erloschen. Im Beginn der Diastole kehren die elementaren Funktionen und damit auch die Reizleitung sehr rasch bis zu einem gewissen Grade wieder, um gegen Ende der Diastole in vollem Ausmaße vorhanden zu sein. Die Regeneration der Funktionsfähigkeit in den einzelnen Partialleistungen vollzieht sich also anfangs schnell und wird dann langsamer, womit erreicht wird, daß auch bei einer den verschiedenen Anforderungen angepaßten Frequenzsteigerung eine genügende Höhe der Funktion gewährleistet ist. Nun hat die Analyse ergeben, daß nicht bloß eine V e r l a n g s a m u n g der Reizleitung eintreten kann, die sich allerdings der bloßen Beobachtung am Krankenbette entzieht, sondern daß sich als nächster Grad der Störung eine derartige E r s c h ö p f b a r k e i t d e r R e i z l e i-

t u n g bemerkbar macht, daß nach einigen Vorhofkontraktionen
der Reiz nicht in genügender Stärke oder gar nicht übergeleitet
wird, so daß eine Ventrikelsystole ausfällt. Für die Beobachtung
des Pulses ergibt sich somit die Möglichkeit einer periodischen
Gruppenbildung.

Nun kann es bei einer stärkeren Erschöpfbarkeit der Reizleitung dazu kommen, daß die nach zwei oder drei normalen

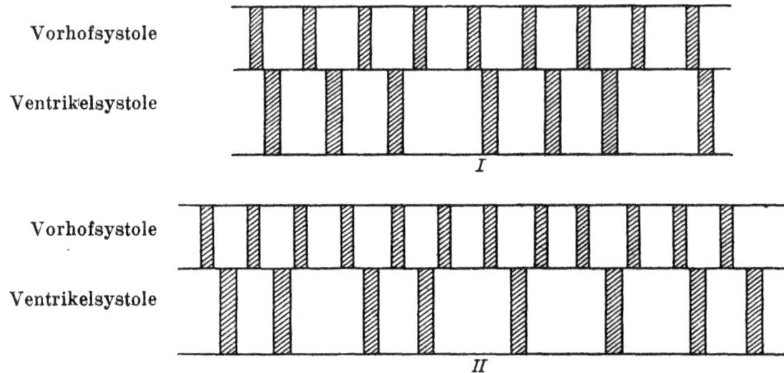

Schema der Reizleitungsstörung nach F. Wenckebach.

Schema I versinnbildlicht eine Reizleitungsstörung mäßigen Grades an
der atrio-ventrikularen Grenze. Jede vierte Ventrikelsystole fällt aus,
so daß sich regelmäßig wiederkehrende Perioden der Rhythmusstörung
ergeben. Die Vorhöfe schlagen in gleichmäßigem Rhythmus. Man be-
achte die im Schema zum Ausdrucke gebrachte Verzögerung der Reizleitung, die sich durch die zunehmende Vergrößerung des Intervalles
zwischen Vorhof- und Ventrikelkontraktion kundgibt. Nach der vierten
Vorhofsystole ist die Reizleitung dermaßen erschöpft, daß sie den
Ventrikel nicht mehr zur Kontraktion bringt, bevor die fünfte Vorhofkontraktion einsetzt. Nach einer längeren Erholungspause funktioniert
die Reizleitung wieder normal.
Schema II zeigt einen höheren Grad der Störung in der Reizleitung
an der atrio-ventrikularen Grenze, bei der es durch die schnellere Erschöpfung der Funktion zu längeren Pausen in der Ventrikeltätigkeit
kommt, so daß diese bis zur halben Frequenz der Vorhofsystolen absinkt.

Ventrikelkontraktionen einsetzenden Pausen nicht mehr genügen, die Leitfähigkeit wieder herzustellen. Es wird sich also
eine höhergradige Kammerbradykardie entwickeln, die vielleicht
nur der halben Frequenz der Vorhofsystolen entspricht (man
vergleiche das zweite Schema) und wenn die Überleitungsstörun-
gen noch länger anhalten, kann durch die Kammerautomatie eine
selbständige Ventrikelsystole einsetzen. Wir haben dann auf
einer niedrigeren Frequenzstufe dieselben Erscheinungen zu ge·

wärtigen, die bei der Vorhofpfropfung (Seite 26) angeführt wurden. Für die Erkennung dieser Zustände ohne graphische Untersuchung ist daher wichtig, die palpatorische Pulszählung durch die Auskultation des Herzens zu ergänzen und vor allem auch auf das Verhalten der Jugularis zu achten. An der Jugularispulsation erkennt man vielleicht dann, daß die Vorhöfe in einem anderen Rhythmus schlagen wie die Kammern.

Diese geschilderten Verhältnisse verhindern eine Regelmäßigkeit in der Gruppenbildung der Bradykardie. Für die klinische Beobachtung von außerordentlicher Wichtigkeit ist ihre mögliche Beeinflußbarkeit durch den Vagus. Die mechanische Reizung macht, wie schon erwähnt, einen negativ dromotropen, also die Reizleitung hemmenden Effekt geltend, so daß Ventrikelsystolenausfall eintritt; gleichzeitig wird aber durch die Erhöhung der Automatie die Möglichkeit zu selbständigen Ventrikelaktionen gegeben. Die Arrhythmie des Vorhofflimmerns ist aber im allgemeinen durch Vagusreizung nicht beeinflußbar, was differentialdiagnostisch verwertet werden kann.

Dieser Hinweis auf die Rolle des Vagus erfolgt aber vor allem hauptsächlich, um die f u n k t i o n e l l e Seite der vorliegenden Störungen besser beleuchten zu können. Im allgemeinen wird man jene Fälle als funktionelle Störungen diagnostizieren dürfen, die sich durch eine Flüchtigkeit oder besser eine zeitliche Begrenzung der Kammerbradykardie bemerkbar machen. Auch hier wieder sind es gerade die leichteren Fälle, die öfter in der allgemeinen Praxis als in der Klinik oder Heilanstalt zur Beobachtung kommen. Es ist hiebei nötig, an die Möglichkeit einer rein funktionellen Leitungshemmung zu denken, wenn auch die sichere Entscheidung darüber, ob nicht eine anatomische Läsion vorliegt, bei der ersten Untersuchung schwer oder manchmal gar nicht getroffen werden kann. Diese vorübergehenden Leitungsstörungen können durch mancherlei Ursachen ausgelöst werden.

Als für die Praxis wichtige Ursachen sind anzuführen: I n t o x i k a t i o n e n. So erinnere ich mich eines Falles von schwerem Alkoholabusus, bei dem durch das Gift, vielleicht im Vereine mit einer Überanstrengung durch ein Schlafdefizit, plötzlich eine Kammerbradykardie auftritt, die ohne weitere intensive Behandlung nach zwei Tagen verschwindet. In diese Gruppe der Intoxikationen gehört wohl auch die Leitungshemmung, die manchmal bei der echten Gicht angetroffen wird, sowie die bei der urämischen Intoxikation.

Dann I n f e k t i o n e n; hier ist es vor allem die Influenza, die nicht selten zu vorübergehenden Störungen führt, und weiterhin die rheumatische Infektion, die nicht gerade dauernde Störungen hervorrufen muß, wenn sie auch in der Regel durch ihr spezifisches anatomisches Substrat, die Aschoffschen Knötchen, eine Sonderstellung einnimmt. Aber auch in der Rekonvaleszenz nach anderen Infektionen ist Leitungsstörung zu beobachten, wobei ich aus der eigenen Erfahrung Dysenterie und Malaria erwähne; eine besondere Beachtung gebührt der Diphtherie, die wohl auch zu einer rein funktionellen Störung führen kann, bei der man aber wegen der drohenden Muskeldegeneration in der Beurteilung doppelt vorsichtig sein wird.

Als praktisch wichtiges und vielleicht häufigstes Beispiel einer rein funktionellen Hemmung der Überleitung erinnern wir uns an die noch innerhalb der therapeutischen Dosierung gesetzten Intoxikation durch Digitalis, die außer der gewöhnlichen Bradykardie auch periodische Arrhythmie durch Ausfall von Kammersystolen machen kann. Diese auf dem Umwege über den Vagus eintretende Nebenwirkung der Digitalis ist für die Therapie von außerordentlicher Wichtigkeit. Der Beweis für die Mitbeteiligung des Vagus kann aber auch aus der entgegengesetzten Richtung erbracht werden durch das Ergebnis des Atropinversuches, wobei die Reizleitungshemmung, die durch einen übermäßigen Vaguseinfluß hervorgerufen ist, aufgehoben wird.

Die hier geschilderten vorübergehenden Reizleitungsstörungen, die funktioneller Natur sind, dürfen auf Grund dieser Erkenntnis nicht einseitig die Prognose beeinflussen. Wurden diese Störungen früher ausnahmslos auf eine allgemeine oder lokalisierte Myokardläsion bezogen, so könnte man jetzt bei einer unrichtigen Verallgemeinerung in den gegenteiligen Fehler verfallen und durch die Wahrnehmung der Flüchtigkeit der Erscheinung sich zu einer leichteren Auffassung verleiten lassen. Grundlegend für die Prognose ist der G e s a m t z u s t a n d d e s H e r z e n s. Die vorübergehende Leitungshemmung sagt über die Funktionstüchtigkeit des Herzens nicht viel aus. Sie kann bei einem muskulär relativ intakten Herzen vorkommen; diese Erkenntnis ist jüngeren Datums und verlangt volle Erfassung; sie kann bei einem insuffizienten Herzen vorkommen und gibt uns dann über den Grad der Herzmuskelschädigung wenig Auskunft. Im allgemeinen wird auch die vorübergehende Reizleitungsstörung, wenn sie als solche erkannt ist, als ernstes Symptom zu werten sein; die genauere prognostische Beurteilung hängt von den Begleitumständen ab.

Neben diesen funktionellen, wieder herstellbaren Formen von Reizleitungshemmung gibt es aber auch Formen, denen ein anatomisches Substrat zugrunde liegt: eine Erkrankung im Hisschen Bündel (man vergleiche das Schema des Reizleitungssystems, Seite 6) oder in einem Schenkel. Die dadurch gesetzte Funktionsstörung ist wohl stets eine dauernde, so daß man für die diagnostische Beurteilung zu sagen berechtigt ist: die Dauerform der Reizleitungsstörung ist auf eine anatomische Läsion zurückzuführen. Diese Schädigung kann eine räumlich begrenzte sein und wir wissen aus Erfahrung, daß gerade das Hissche Bündel nicht so selten isolierte Veränderungen aufweist. Lues, Sklerose, umschriebene endokarditische Prozesse an den Aortenklappen sind dabei die häufigsten Ätiologien. Es wäre unrichtig, die Symptome der dauernden Leitungsunterbrechung als Beweis für das Bestehen einer Myokarditis, einer Erkrankung des gesamten Herzmuskels, zu werten. Die Art und Größe der Schädigung im Verbindungsbündel bedingt im allgemeinen den Grad der Isolierung der Kammern von den Vorhöfen.

Von der bloßen Hemmung bis zur gänzlichen Unterbrechung der Reizleitung gibt es allmähliche Übergänge. Die Erscheinungen der völligen Unterbrechung werden mit dem Namen Herzblock bezeichnet. In diesem Zustande schlagen Vorhöfe und Kammern in ihren eigenen Rhythmus weiter, sie sind „horizontal dissoziert". Die Vorhöfe schlagen in dem vom Sinusknoten aus regulierten Rhythmus, die Kammern schlagen unabhängig davon in ihrem durch die Automatie ausgelösten Rhythmus. Nur nebenbei sei erwähnt, daß unter diesen Verhältnissen auch ventrikuläre Extrasystolen auftreten können.

Die völlige Unterbrechung der Reizleitung kann auch plötzlich eintreten. Die klinischen Erscheinungen werden in dem Abschnitte über die Adam-Stokessche Krankheit geschildert werden.

Was die Folgen für den Kreislauf betrifft, wurde bereits erwähnt, daß auch bei verhältnismäßig nicht zu hoher Schlagfolge das als Vorhofpfropfung beschriebene Ereignis eintreten kann. Je größer die Frequenz der Vorhöfe, desto eher wird es geschehen; aber auch bei geringerer Frequenz wird durch die Automatie der Kammerkontraktion die Vorbedingung gegeben, daß eine neue Vorhofkontraktion einsetzt, bevor die automatische Ventrikelsystole zu Ende ist, so daß sich die Vorhöfe in die Venen entleeren. Auch bei ganz rhythmischer Tätigkeit der Vorhöfe sowie der Ventrikel kann diese Interferenz in regelmäßigen

Intervallen auftreten. Die Folgen der Vorhofpfropfung wurden früher (Seite 27) bereits geschildert; die Folgen der verlangsamten und aussetzenden Ventrikeltätigkeit selbst für den Kreislauf sind vielfach überraschend gering. In der Regel sind sie beim raschen Einsetzen der Störung oder überhaupt im Beginne des Leidens am stärksten ausgeprägt. Die Automatie der Kammerschläge, die in den langen Pausen gegebene Gelegenheit zu einer entsprechenden Füllung und Erhöhung des Schlagvolums, die oft damit verbundene Erhöhung des systolischen Druckes sind kompensatorische Maßnahmen, zu denen ein nicht allgemein geschädigter Herzmuskel befähigt ist. Allerdings merkt man doch zumeist eine auffallende Blässe dieser Patienten als Zeichen einer ungenügenden peripheren Durchblutung und man merkt weiters die mangelhafte Anpassung der Ventrikelschlagzahl an die wechselnden Aufgaben. Psychische Erregung, selbst körperliche Arbeit erhöht die von der Kammerfrequenz abhängende Pulszahl nicht, weil die Automatie davon nicht beeinflußt wird. Selbstverständlich bedingt diese Unabhängigkeit der Kammertätigkeit eine schwere Beeinträchtigung der Leistungsfähigkeit des Körpers.

Der Adam-Stokessche Symptomenkomplex.

Unter dieser Bezeichnung versteht man eine anfallsweise auftretende Bradykardie mit zerebralen Symptomen.

Zuerst seien zwei Beispiele mitgeteilt:

I. Ein zirka 50jähriger Fabrikant, der an einem chronischen Ulcus ventriculi und einer inaktiven beiderseitigen Spitzeninfiltration litt, bekam eines Tages nach dem Frühstücke einen Ohnmachtsanfall, bei dem er bewußtlos zusammenstürzte. Als der behandelnde Arzt zur Stelle war, kehrte das Bewußtsein wieder, der Patient fühlte sich nur sehr schwach, der Puls war klein und etwas verlangsamt, es bestand geringer Brechreiz. Da im weiteren Verlaufe keine Symptome einer lokalen Ursache (Magenblutung, Apoplexie etc.) zu erheben waren, begnügte sich der Arzt mit der Annahme einer banalen Ohnmacht durch Gehirnanämie, wozu er bei dem schwächlichen, dabei sehr nervösen Herrn berechtigt schien, welcher Ansicht ich bei der konsiliaren Beratung auch beipflichtete. Nach sechs Monaten erlitt dieser Patient bei schwierigen Verhandlungen im Auslande einen neuerlichen Ohnmachtsanfall, der nach der Schilderung etwas länger anhielt, ebenso wie auch das nachfolgende Schwächegefühl, so daß der Kranke nach Österreich zurückkehrte und in meine Behandlung kam. Nach etwa drei Wochen Intervall trat ein dritter Anfall ein, dessen ausklingendes Stadium ich selbst beobachten konnte, wobei mir neben dem sonstigen klinischen Befunde eine recht erhebliche Bradykardie mit Arrhythmie auffiel. Die weitere Analyse ergab das Bestehen einer Reizleitungsstörung, so daß die Diagnose auf Adam-Stokesschen Komplex gestellt werden konnte.

II. Eine Dame, Mitte der Vierzig, mit klimakterischen Beschwerden, sehr fettleibig, litt manchmal und ganz unvermutet an Schwächeanwandlungen mit einem Oppressionsgefühl in der Herzgegend. Da an der Richtigkeit der subjektiven Angaben der Patientin kein Zweifel erlaubt war, sich keine Anhaltspunkte für Zirkulationsstörungen, Kongestionen etc. fanden, wohl aber eine für den Habitus der Kranken unerwartete, wenn auch mäßiggradige arrhythmische Bradykardie vorhanden war, stellte ich die Diagnose auf rudimentären Adam-Stokes, welche Diagnose durch die weitere Beobachtung bestätigt wurde.

Diese zwei lehrreichen Beispiele sollen, wie schon früher anläßlich der Schilderung vorübergehender funktioneller Störungen der Frequenz und Rhythmik hervorgehoben wurde, neuerdings zeigen, das gerade derartige Fälle in den diagnostischen Aufgabenkreis des praktischen Arztes gehören. Wie schwierig diese Aufgabe ist, erhellt, von den differentialdiagnostischen Erwägungen vorläufig abgesehen, schon daraus, daß man öfter gezwungen ist, sich aus den anamnestischen Angaben oder den Schilderungen von Zeugen ein Bild zu machen.

Das Wesen des Adam-Stokesschen Symptomenkomplexes liegt in der Reizleitungsstörung; als nach außen hin wirkendes Charakteristikum treten die zentralen Erscheinungen hinzu, die sicher als Folge der durch den Herzblock gesetzten Zirkulationsstörung aufgefaßt werden müssen. Die Reizleitungsunterbrechung geht voran, die zerebralen Erscheinungen folgen unmittelbar nach. Es dürfte eine gewisse Unvermitteltheit der Blockierung vorauszusetzen sein, die die Ausbildung kompensatorischer Mechanismen (einerseits am Herzen selbst durch automatische Inbetriebsetzung der Ventrikel, anderseits in der Peripherie durch Widerstandsverringerung und ähnliches) verhindert, so daß hier die Hirnsymptome dermaßen stark in den Vordergrund treten können; denn man müßte sich sonst wundern, daß andere Patienten mit dauernder Hemmung oder Blockierung der Leitung diese zerebralen Störungen nicht aufweisen. Außer der synkopalen Ohnmacht, die der Kranke meistens noch kommen spürt, treten in der Regel im wohl ausgebildeten Anfalle auch epileptiforme tonisch-klonische Krämpfe auf; daneben besteht Blässe und häufig auch die Cheyne-Stokessche Atmungsform (Änderung der Atmungstiefe in Perioden, die durch eine längere apnöische Pause getrennt sind). Sehr wichtig ist es für die Untersuchung, nicht bloß den Puls an der Radialis zu zählen, sondern auch zu versuchen, die Jugularispulsationen zu zählen. In den unkomplizierten Fällen wird man dann finden, daß zwar eine Kammerbradykardie mehr oder minder hohen Grades besteht, daß aber die Vorhöfe in einer rascheren Frequenz schlagen. Diese Verhältnisse können sich aber dadurch ändern, daß im weiteren Verlaufe durch Etablierung der Kammerautomatie eine extrasystolische Kammertachykardie einsetzt. In seltener Weise ist sogar der Eintritt von Kammerwühlen möglich, aus dem bei nicht zu langem Bestehen noch Erholung gefunden werden kann. Die Klärung eines derartigen Zustandsbildes ist aber wohl nur elektrokardiographisch möglich. Das gleiche gilt auch für jene seltenen Fälle, in denen nicht eine atrioventrikulare Blockierung, sondern eine Unterbrechung der Reizleitung vom Sinusknoten zum Vorhof vorliegt; hier schlagen dann auch die Vorhöfe in einem verlangsamten Tempo.

Der Grad der zerebralen Beteiligung am ganzen Symptomenbilde kann ein recht verschiedener und auch wechselnder sein: von einem flüchtigen Gefühle der Schwäche und des Unwohlseins bis zum gänzlichen Schwinden des Bewußtseins, das einem apoplektischen Insulte oder einer Epilepsie sehr ähnlich sehen kann. Es dürfte dabei wichtig sein, auf den Tonus der Muskulatur zu achten. Variabel wie die Intensität der Störungen ist auch ihre zeitliche Dauer; sie müssen nicht parallel gehen.

Differentialdiagnostisch sehr wichtig ist die Kenntnis des Krankheitsbildes der V a g u s n e u r o s e; sie kann für eine oberflächliche Untersuchung nicht nur partiellen Herzblock, sondern sogar den Adam-Stokesschen Komplex vortäuschen. Allerdings soll man mit der Diagnose Vagusneurose sehr zurückhaltend sein; als bequeme Diagnosen sind die Annahmen von Neurosen an sich beliebt, die hier aber zu folgenschweren Irrtümern in der Beurteilung des Herzens selbst führen können. Als ein Beispiel für das eher seltene Krankheitsbild sei folgender Fall angeführt: Eine 33jährige Frau nach einem zirka vierwöchigen subfebrilen grippösen Krankheitslager zeigt noch eine geringe Pleuritis hinten an der Basis der linken Lunge. Die Patientin kann trotz relativ guter Körperkraft das Bett nicht verlassen. Wenn sie nur kurze Zeit auf ist, wird sie blaß, bekommt Schwindel und droht ohnmächtig zu werden. Ich wurde zu dieser Zeit beigezogen und fand bei der Untersuchung der gar nicht schwächlichen Frau ein normal großes Herz mit leisen reinen Tönen, sehr weite Pupillen, einen stark positiven Aschnerschen Reflex (Bulbusdruckversuch). Sofort oder bald nach dem Aufstehen wird die Patientin sehr blaß und die Pulsfrequenz sinkt auf 40; der Rhythmus ist unregelmäßig mit Pausen; manchmal folgt ein leichter Schweißausbruch. Die Diagnose Vagusneurose war hier um so leichter zu stellen, als die Patientin auch sonstige nervöse Symptome bot. Aber es ist notwendig, folgendes noch zu überlegen: wir kennen das Krankheitsbild der orthostatischen Gehirnanämie, das auch Erblassen und Schwindel bis Ohnmacht zeigt, in der Regel aber mit einer Erhöhung der Pulsfrequenz einhergeht. Andererseits wissen wir, daß Anämie des Vaguszentrums sich mit den Hemmungserscheinungen der Herzaktion auswirkt. Diese Divergenz in der Symptomatologie bei der nämlichen postulierten Grundursache: mangelhafter Blutversorgung des Gehirns, kann nur so überbrückt werden, daß wir in dem Falle der 33jährigen Frau eine besondere Übererregbarkeit des Vaguszentrums annehmen. Die Übererregbarkeit ist nicht der Übererregung gleichzusetzen; das kann auch die Erklärung dafür abgeben, daß zum Beispiel am Magen und am Darme keine Zeichen eines vermehrten Vagustonus (Hypersekretion, spastische Obstipation) nachzuweisen waren. Noch eine kleine Beobachtung hat mich bei dem geschilderten Falle zu der Diagnose Vagusneurose geführt, der aber die Bedeutung einer gewissen Verallgemeinungsmöglichkeit zukommt: das Aufstehen bewirkte nicht eine vorübergehende Frequenzerhöhung des Pulses; wäre sie vorhanden gewesen, so hätte man eher eine Reizleitungsstörung annehmen müssen. Es ist von anderen Fällen her bekannt, daß eine Steigerung der Frequenz, durch körperliche Arbeit zum Beispiel oder auch durch psychische Erregung, eine partielle Reizleitungsstörung aufdecken kann, weil in den kürzeren Pausen keine ausreichende Erholung eintritt. Dieser Versuch, eine Frequenzerhöhung durch körperliche Anstrengung, wie zehn tiefe Kniebeugen oder zehnmaliges Besteigen eines Sessels, herbeizuführen, möge daher bei dem Verdacht auf funktionellen Block stets vorgenommen werden; es kann dabei nur die Schlagzahl der Vorhöfe, nicht aber die der Kammer erhöht werden, wenn sich nicht im weiteren Verlaufe Extrasystolen hinzugesellen.

Der Vollständigkeit halber sei noch die Möglichkeit einer Bradykardie durch Herabsetzung der R e i z b a r k e i t des Herzmuskels erwähnt. Die Überleitung vom Vorhofe auf den Ventrikel ist dabei eine normale. Auch der Kontraktionsreiz ist vorhanden, wie aus der Vorhoftätigkeit geschlossen werden kann. Es treten dabei mehr oder minder regelmäßige Ausfälle der Kammersystolen auf; gelegentlich kann auch eine Vorhofkontraktion fehlen. Die Reizbarkeit verhält sich dabei so wie die Reizleitung beim funktionellen Block: sie braucht Zeit bis zur Wiederherstellung. Die Diagnose kann nur durch graphische Registrierung gestellt werden.

Therapie der Reizleitungsstörungen.

Die Behandlung der Reizleitungsstörungen stellt uns vor eine außerordentlich schwierige Aufgabe, da wir kein Medikament besitzen, das eine spezifisch positiv dromotrope Wirkung aufweist, das also eine Besserung in der Reizleitung hervorruft, wie es das zunächstliegende therapeutische Ziel wäre. Infolgedessen sind wir gezwungen, unsere therapeutische Absicht nur auf Umwegen zu erreichen.

Dabei haben wir uns zu vergegenwärtigen, daß jede von uns bewirkte Verlangsamung der Herztätigkeit günstig ist, insofern als sie die Erholungszeit für die Wiederherstellung der Grundfunktionen und damit auch der Reizleitung verlängert. Insbesonders bei jeder erhöhten Frequenz müssen wir trachten, diesen Effekt einer Verlangsamung zu erzielen. Das wichtigste Medikament hiefür ist die Digitalis. Wenn wir uns aber an früher Erwähntes erinnern, daß sie neben der auf Vagusreizung beruhenden Verlangsamung der Frequenz auch gleichzeitig die Reizleitung verzögert, so sehen wir, daß die Digitalis in diesen Fällen nur mit außerordentlicher Vorsicht und unter schärfster Beobachtung des Kranken versucht werden darf. Wegen dieser Schwierigkeiten wurde der Vorschlag gemacht, Digitalis mit Atropin zu kombinieren, um möglicherweise bloß die im vorliegenden Falle gewünschten Wirkungen herauszuholen. Für die Praxis ist diese Kombination im allgemeinen zu empfehlen, es muß aber betont werden, daß man nur mit kleinen Dosen von Digitalis (zirka 0·05 Pulvis Fol. Dig.) und von Atropin (0·0003 bis 0·0005) — am besten wohl in Pillenform, zwei Pillen im Tage — arbeiten soll.

Die alleinige Verwendung von Atropin erscheint aber nur dann angezeigt, wenn man durch den Versuch entscheiden will, ob die Reizleitungsstörung eine anatomische oder nur eine funktionelle ist; die funktionelle kann durch Unterdrückung oder Ausschaltung des Vaguseinflusses behoben werden; bei der anatomischen Schädigung sind die Ventrikel der Atropinwirkung entzogen, nur die Vorhöfe arbeiten beschleunigt.

Im Adam-Stokesschen Anfall wird man wohl nicht auf eine Koffein- oder Kampferinjektion verzichten wollen, speziell dann nicht, wenn es sich um ein muskulär minder tüchtiges Herz handelt; haben diese zwei Medikamente zwar vorwiegend zerebrale Angriffspunkte, so ist durch die zentrale Erregung doch ein nützlicher Effekt nicht bloß auf die Ohnmacht, sondern auch auf die Vasomotorenschwäche und auf die gehemmte Herztätigkeit zu erwarten. Bei Anfällen leichteren Grades, in denen der Patient noch schlucken kann, ist auch Cardiazolum liquidum, mehrmals 20 Tropfen, oder Coramin, mehrmals 15 Tropfen, empfehlenswert. Weiters ist anzuraten, den Kopf möglichst tief zu lagern, um der schlechten Blutversorgung des Gehirns entgegenzuwirken. Auch Sauerstoffinhalationen kürzen meistens den Anfall ab.

Im übrigen wird man bei allen derartigen Kranken jene Maßnahmen zu treffen haben, welche das Herz von dem Zwange zu einer Erhöhung der Frequenz abhalten: körperliche und psychische Ruhe; laue Hydrotherapie, vielleicht auch indifferent temperierte Kohlensäurebäder (Nauheim, Franzensbad, Tatzmannsdorf). Auch radioaktive Bäder scheinen durch eine Besserung der Reizleitung indiziert zu sein. Um so mehr Gewicht wird man auf die auch prophylaktisch wirkende Vorschrift der Schonung legen müssen, wenn es sich um Reizleitungsstörungen bei schweren Myokardschädigungen (durch Koronarsklerose, bei dekompensierten Vitien etc.) handelt; gerade da wird man trotz aller therapeutischen Bedenken auf die Anwendung der Digitalis nicht verzichten können. Aber es sei noch einmal auf die hier imperative Pflicht zu genauester Kontrolle verwiesen!

Die Myokarditis.

Im Anschlusse an die anatomischen Leitungsunterbrechungen erscheint eine kurze Besprechung der häufigsten Ursache dieser Störung, der Myokarditis, gerechtfertigt, wenn auch das Krankheitsbild als solches streng genommen nicht in den Umfang des Themas gehört.

Ich übergehe deshalb auch das Krankheitsbild der a k u t e n diffusen Myokarditis und das der akuten herdförmigen Myokarditis, die sich beide an Infektionserkrankungen anschließen, die allerdings nicht immer rheumatischer oder anginös-septischer Natur sein müssen, wobei die Myokardschädigung nach echter rheumatischer Arthritis durch die Entwicklung der Aschoffschen Knötchen pathologisch-anatomisch eine Sonderstellung einnimmt; es kann sich außer um Scharlach Erysipel, Phlegmonen auch

um Influenza, Typhus, Gonorrhoe und andere Infektionen
handeln. Die klinischen Erscheinungen selbst sind recht variabel, je nach dem Grade und der Ausdehnung, den die parenchymatöse Degeneration und die Anhäufung entzündlichen Exsudates erreichen. Von jenen glücklichen Fällen abgesehen, bei denen sich nur kleine umschriebene Erweichungsherde entwickeln, welche die Leistungsfähigkeit des Organes manchmal überraschend wenig beeinträchtigen, wird das Symptomenbild der Erkrankung zumeist so markant und die Schwere der kardialen Läsion so offenkundig und auch bedrohlich sein, daß die Erscheinungen der mit der Erkrankung häufig verbundenen Störungen der Frequenz und des Rhythmus wohl kaum eine besondere diagnostische Beobachtung und Überlegung erfordern und deshalb hier auch übergangen werden können.

Weitaus wichtiger ist das Krankheitsbild der c h r o n i - s c h e n Myokarditis, auch viel schwieriger zu diagnostizieren, weil hier die ganze Variabilität der anatomischen Schädigungsmöglichkeiten den Grad der Funktionsstörungen und damit auch ihre klinische Erkennbarkeit beeinflußt. Wir denken hier weniger an jene chronisch verlaufenden Prozesse, die wir als braune Atrophie oder als fettige Entartung bezeichnen, die zu allermeist diffus das ganze Myokard betreffen und durch die Symptome der zunehmenden Kreislaufschwäche im Vereine mit den begleitenden Umständen zumeist unschwer eine sichere Differentialdiagnose gestatten. Praktisch wichtiger erscheinen uns jene Formen, bei denen sich im Anschluß an Infektionen kleine herdförmig entzündliche Degenerationen des Myokards entwickeln oder bei denen durch eine Koronarsklerose vor allem luetischer Ätiologie eine herdförmige Myomalazie entsteht; Muskelgewebe geht dabei zugrunde und wird durch neu gebildetes Bindegewebe ersetzt, so daß bei stärker entwickeltem Grade der Erkrankung die Schnittfläche des Myokards wie gesprenkelt aussieht (getigertes Herz).

Die Diagnose der subakuten oder chronischen Myokarditis, besonders in ihren geringeren Ausmaßen, ist deshalb so schwierig, weil der Grad der Funktionsstörung und des pathologisch-anatomischen Prozesses nicht immer eine Übereinstimmung aufweisen.

Im allgemeinen wird man die Diagnose wohl aus den allgemeinen Symptomen einer Verschlechterung der Zirkulation stellen können. Als Frühsymptome seien angeführt: Die Atemnot nach geringen Bewegungen, die Früherscheinungen der abdominellen Stauung wie Gefühl der Völle im Bauche, Meteorismus etc., weiters vielleicht schon flüchtige Ödeme an den Knöcheln, häufiger noch geringe Zyanose der Extremitätenenden. Sehr wichtig ist die wohl stets vorhandene Drucksenkung sowohl in der Systole als auch in der Diastole und die niedrige Pulswelle. Die Frequenz ist in der Mehrzahl der Fälle erhöht, zumeist auch sehr labil. Über den Rhythmus wird noch zu sprechen sein. Häufig kommen subfebrile Temperaturen vor, die leicht den Verdacht auf eine tuberkulöse Affektion wachrufen und dies um so eher, wenn durch Atelektasen in den Lungenspitzen infolge der oberflächlichen Atmung, wie sie sich durch die allgemeine Schonungsbedürftigkeit des Patienten ergibt, Verkürzung des Perkussionsschalles und unreines Atmen vielleicht sogar mit Entfaltungsknistern vorliegt. Im Harne findet man nicht selten Spuren von Albumen; besonders sei darauf aufmerksam gemacht, daß man gerade bei jugendlichen Individuen eine temporäre Albuminurie wie bei einer orthostatischen Form sehen kann. Auch eine vermehrte Urobilin-' oder Urobilinogenurie ist häufig nachzuweisen.

Am Herzen selbst ist vielfach, aber nicht obligat, eine geringe Verbreiterung festzustellen. Wichtig ist, daß manchmal ein leises feines systolisches Geräusch über der Spitze oder über dem Manubrium sterni zu hören ist, zumeist im Liegen deutlicher als im Stehen; bei der aufrechten Körperhaltung verschwindet es sogar. Dieses sogenannte akzidentelle Geräusch sollte besser als hypotonisches Geräusch bezeichnet werden, weil wir die Hypotonie des Herzmuskels als Ursache für sein Zustandekommen ansehen müssen. Es dürfte nicht, wie man früher annahm, eine relative Mitralklappeninsuffizienz durch Erweiterung des Mitralringes vorliegen, sondern die Hypotonie des Papillarmuskels bewirkt eine ungenügende Stütze für die Segel der Mitralklappe, die infolgedessen anders schwingen. Die Hypotonie ist in der Regel im Liegen stärker als im Stehen; in dieser Haltung steigt ja der Blutdruck und die Pulszahl reflektorisch an.

Für die exakte Diagnose auch der herdförmigen Myokarditis ist die elektrokardiographische Untersuchung ein wesentliches Hilfsmittel.

Sitzt ein entzündlich-degenerativer Herd in der spezifischen Leitungsmuskulatur, so wird dadurch eine topographische Diagnose möglich. Diese Behauptung gilt natürlich nur mit Einschränkung und ich verweise auf das Schema des Reizleitungssystems, um verstehen zu geben, daß sich nur Unterbrechungen bestimmter Abschnitte, vor allem im Hisschen Bündel und im rechten Schenkel, für die klinische Untersuchung durch das Symptom der Leitungsstörung bis zur Blockierung bemerkbar machen werden. Es kommt für den Grad der Funktionsstörung nicht bloß der Sitz, sondern vor allem auch die Größe des Herdes in Betracht. Ist der Querschnitt des Leitungssystems in einer bestimmten Höhe nur zum Teile betroffen, dann kann nur eine Erschwerung der Reizleitung vorliegen, die sich bei langsamer Frequenz gar nicht bemerkbar macht; erst Frequenzsteigerung aus verschiedenen Ursachen wie psychischer Erregung, körperlicher Anstrengung deckt den Fehler auf, weil die verkürzte Erholungszeit nicht mehr genügt, das notwendige Maximum der Leitfähigkeit zu erreichen. Bei nicht geschädigtem spezifischem System genügt schon eine kürzere Erholungszeit mit nicht maximaler Wiederherstellung, um die Überleitung eines wirksamen Kontraktionsreizes zu bewerkstelligen. Die Beobachtung, daß sich eine Reizleitungsstörung nur zeitweise unter bestimmten Umständen bemerkbar macht, darf also nicht als Beweis dafür gewertet werden, daß die Störung nur rein funktionell wäre.

Der Diagnose der chronischen Myokarditis, auch der herdförmigen, kommt im Rahmen einer Besprechung der Rhythmusstörungen deswegen eine besondere Bedeutung bei, weil sie die Prognose begleitender oder nur beigeordneter funktioneller Störungen maßgebend beeinflußt. Bei der Darstellung der einzelnen Störungsformen der Rhythmik wird immer wieder darauf hingewiesen, daß aus ihrer Erkennung allein noch keine schematische Prognose abgeleitet werden darf. Erst die Erfassung aller Begleitumstände, erst die Verwertung aller Symptome, die einen Rückschluß auf die Funktionstüchtigkeit des Herzens zulassen, ergeben ein Bild des zukünftigen Geschehens. Da sei auf die prognostische Einflußnahme bei der essentiellen Hypertonie verwiesen, bei der Angina pectoris, bei den hyperkinetischen Bewegungsstörungen des Herzens selbst; ja man kann behaupten, daß die Prognose der genannten Krankheiten wesentlich und in erster Linie vom Zustande des Herzmuskels bestimmt wird. Jedenfalls verschlechtert eine chronische Myokarditis die Prognose jeder Störung der Kreislauffunktionen, vor allem dann, wenn sich die Myokarditis durch ihre eigene Symptomatologie bemerkbar gemacht hat. Denn es darf auch nicht vergessen werden, daß bei der Obduktion nicht so selten kleine Schwielen, also zur Ausheilung gekommene Entzündungsherde gefunden werden, wo sich in der klinischen Krankengeschichte überhaupt kein Hinweis auf eine Herzaffektion findet.

Kurz ist auch noch die B e h a n d l u n g zu streifen. Die Verordnung von Medikamenten tritt hier bei dem chronischen Verlaufe an Bedeutung zurück. Bei Rhythmusstörungen oder Anzeichen der Herzmuskelschwäche wird man durch längere Zeit kleine Digitalisdosen geben, zum Beispiel zweimal täglich 0·05 Pulv. fol. Dig. in Pillenform, zweckmäßig kombiniert mit Extractum Strychni 0·02 pro Pille. Viel wichtiger sind die Vorschriften für das allgemeine Verhalten, die eine Anpassung der Lebensverhältnisse an die verminderte Leistungsfähigkeit des Herzens zum Inhalt haben. Es gehört hier zur Kunst des Arztes, S c h o n u n g und allmählich einsetzende Ü b u n g des Herzmuskels zweckgemäß zu vereinen. Sehr wichtig erscheinen bei derartigen Fällen Badekuren, vor allem mit Kohlensäurebädern. Wenn die wirtschaftlichen Verhältnisse den Aufenthalt in einem geeigneten Badeorte, wie zum Beispiel Nauheim, Franzensbad, Tatzmannsdorf (im Burgenlande), Einöd (an der steiermärkisch-kärntnerischen Grenze) mit ihren spezialistisch erfahrenen Ärzten, nicht erlauben, so genügen zur Not auch künstliche Kohlensäurebäder mit den verschiedenen Kohlensäure entwickelnden Zusätzen oder mit eingeleiteter Kohlensäure, wobei man zweckmäßig noch Meersalz oder rohes Steinsalz zusetzen lassen kann, und zwar in einer Menge, daß die Konzentration von etwa zwei bis drei Prozenten erreicht wird (eine Badewanne faßt 200 bis 250 Liter Wasser!); die Temperatur beträgt 28 bis 27° R, oder 35 bis 33$^{1}/_{2}$° C, die Dauer des Bades 10 bis 12 bis 15 Minuten. Unbedingt notwendig ist es, sofort nach dem Bade eine wenigstens einstündige Bettruhe einhalten zu lassen. Das Bad ohne die nachfolgende Ruhepause schadet eher, als es nützt. Es gibt Patienten, denen man dies noch besonders klar machen muß. An Stelle der Kohlensäurebäder kann man auch Radiumbäder versuchen, von denen man den Eindruck haben kann, daß sie in erster Linie am motorischen Zentrum des Kreislaufsystems fördernd angreifen, im Gegensatze zu den Kohlensäurebädern mit ihrer vorwiegend peripheren Primärwirkung. Badekuren erscheinen auch aus prophylaktischen Gründen bei derartigen Fällen der Empfehlung wert.

Im Anschlusse an die Besprechung der Myokarditis und ihrer Therapie dürfte es vielleicht zweckmäßig sein, ganz kurz auch auf die I n d i k a t i o n e n d e r D i g i t a l i s t h e r a p i e im allgemeinen einzugehen, sowie auch einige Bemerkungen über Dauerpräparate der Digitalis zu bringen.

Dem aufmerksamen Leser dürfte nicht entgangen sein, daß die einzelnen Formen von Rhythmusstörungen des Herzens eine neue, von der klassischen Indikation abweichende Anzeige für die Verwendung der Digitalis geben. Das wichtigste Indikationsgebiet der Digitalis ist und bleibt die drohende oder schon ausgebildete muskuläre Insuffizienz. Hier ist die Digitalis das souveräne Mittel, da sie in der glücklichsten Weise zugleich negativ chronotrop und positiv inotrop wirkt. Nur das Strophantin hat noch eine ähnliche Pharmakodynamik; in der Hauptsache wird man es aber wegen seiner besonders bei der intravenösen Einverleibung auftretenden rapiden Wirkung, die im Gegensatze zu der längeren Latenzzeit auch von löslichen Digitalispräparaten bei einem noch ansprechenden Herzmuskel innerhalb weniger Minuten einsetzt, für jene Fälle reservieren, bei denen es ganz besonders auf die Raschheit der Wirkung ankommt oder bei denen die gewöhnliche Digitalistherapie aus irgend welchen Gründen nicht in zweckentsprechender Weise durchführbar ist, sei es, daß Digitalis in ausreichenden Dosen nicht vertragen wird oder daß mit Digitalis kein genügender Effekt zu erzielen war, weil beispielsweise eine große, chronisch gestaute Leber die Digitalis nicht mehr in genügender Konzentration aus der Vena portae bis zum Herzen gelangen läßt. Gerade bei diesen Fällen, die vielleicht schon ausgebreitete Stauungserscheinungen aufweisen, dürfte es sich überhaupt empfehlen, gleichzeitig mit der spezifischen Herztherapie eine kräftig wirkende Entwässerungskur einzuleiten, um neben der Stärkung des Herzmuskels auch eine mechanische Entlastung des Kreislaufes zu erzielen. Am besten bewährt sich hiebei die intravenöse Injektion von langsam ansteigenden Dosen von Novasurol oder Salyrgan, wobei man mit 0·2 Kubikzentimetern beginnt und allmählich in zwei- bis dreitägigen Zwischenräumen bis auf ein Kubikzentimeter oder sogar noch mehr hinaufgeht. Sind aber intravenöse Injektionen aus irgend welchen Gründen — und die sind in der Privatpraxis häufiger und zwingender als bei der Anstaltsbehandlung — nicht durchführbar, dann verwende man das altbewährte Theocin, am besten in der Form von Suppositorien, in Dosen von 0·2 — 0·35 — 0·5; ratsam ist eine geringe Zugabe von Extractum opii, etwa 0·05.

Diese Vorschriften gelten auch für die Rhythmusstörungen des Herzens, wenn sie sekundär zu einer muskulären Insuffizienz führten oder aber auch, wenn sich die Rhythmusstörungen als Begleitsymptom einer Dekompensation einstellten.

Bei den reinen, unkomplizierten Rhythmusstörungen ergibt sich die Indikation zur Anwendung der Digitalis vor allem aus dem Bestreben, verlangsamend auf das Herz einzuwirken. Diese Indikation ist zu allermeist so dringend und auch dermaßen begründet, daß man die Verwendung von Digitalis hier nicht mehr gemäß den strengen Anschauungen früherer Jahre als eine Art Polypragmasie oder als eine Verlegenheitsverordnung betrachten darf. Allerdings verlangt die Anwendung der Digitalis bei allen Rhythmusstörungen, wie ja wiederholt in den einzelnen Abschnitten betont wurde, eine weitaus schärfere Kontrolle als bei den Fällen mit gewöhnlicher Dekompensation, bei denen der gesamte Digitaliseffekt erwünscht ist und bei denen es, cum grano salis genommen, für uns darauf ankommt, die optimale Dosierungsgröße zu finden: ein zuwenig hilft nicht genügend, ein zuviel hilft nicht mehr als nötig.

An und für sich besteht wohl kein Zweifel mehr, daß für die orale Anwendung das Pulvis foliorum digitalis das wirksamste Präparat darstellt. Die seinerzeit so viel geschmähten begleitenden Glykoside und vor allem die Saponine dürfen wir im praktisch-therapeutischen Sinne nicht mehr als „Ballaststoffe" bezeichnen, sondern wir müssen zugeben, daß sie für die Geschwindigkeit der Resorption und dabei auch für die Etablierung des Effektes von außerordentlicher Wichtigkeit sind. Die gelegentlich auch bei den therapeutischen Dosen auftretenden Vergiftungserscheinungen fallen nicht zu Lasten jener sogenannten Ballaststoffe, sondern sind wohl in der Hauptsache durch die digitale Vagusreizung hervorgerufen.

Der Nachteil in der Anwendung der reinen Droge liegt aber darin, daß ihre Wirksamkeit eine ungleiche ist. Mannigfache Umstände mögen dafür verantwortlich sein, wie geologische Verschiedenheit des Bodens, Zeit des Einsammelns, Dauer und Art der Trocknung und Lagerung u. v. a. Nur so ist es zu erklären, daß es Fälle gibt, die erst auf eines der fabriksmäßig hergestellten stabilen Präparate reagieren. Und nur von diesen Gesichtspunkten aus sei eine kleine alphabetische Übersicht über fertige Digitalispräparate gegeben, wobei ein besonderes Gewicht auch auf die parenteral applizierbaren gelegt wird. Ein pharmakologisches Werturteil wird damit nicht verbunden. Ich erwähne:

Digalen (Chemische Werke Grenzach) in flüssiger Form als Tropfen, in Körnchenform (1 Körnchen gleich 1 Tropfen des flüssigen Präparates), in Tabletten und in Ampullen.

Digifolin (Ciba) flüssig, wobei 20 Tropfen ungefähr 0·1 Folia Digitalis entsprechen, Tabletten und Ampullen für intramuskuläre und intravenöse Anwendung.

Digipan (Temmler) in ähnlicher Form.

Digipurat (Knoll) ebenso.

Digitalis Dispert (Krause Medico) in Tabletten (= 0·1 Folia Digitalis) und in Suppositorien (Original).

Digitalysat (Bürger) flüssig und in Ampullen.

Gitapurin (Riedel) in Tabletten und Ampullen.

Verodigen (Boehringer) in Tabletten und als Granula (10 Körnchen = 1 Tablette), sowie auch in fertigen Zäpfchen.

Die aufgezählten Präparate, deren Zahl der Vollständigkeit entbehrt, haben sich in jahrelangem Gebrauche als wirksam bewährt. Sie mögen dem praktischen Arzte, vor allem jenem auf dem Lande, eine Auswahl geben, wenn ihre Anwendung indiziert erscheint, sei es, daß die Droge ohne Wirkung bleibt, sei es, daß eine raschere Wirkung durch Injektionen erzielt werden soll. Die Ersatzpräparate für Digitalis, wie zum Beispiel die aus Scylla oder Adonis gewonnenen, scheinen nach klinischer Erfahrung im allgemeinen entbehrlich oder höchstens nur für eine verschwindende Zahl von Fällen bedeutungsvoll zu sein; ihre Aufzählung erübrigt sich.

Allgemeine Diagnose und Prognose.

Die vorausgegangenen Kapitel gaben eine Schilderung der wichtigsten Formen von Störungen in der Frequenz und Rhythmik. Es wurde gezeigt, daß prinzipiell zwei große Gruppen von Störungen auseinander zu halten sind: Erstens Störungen, die nur durch Vermittlung der regulierenden extrakardialen Nerven zustande kommen und die keine Änderung im Ablauf der Herzrevolution bedingen; ihr Angriffspunkt im Herzen ist das motorische Zentrum des Normalrhythmus im Sinusknoten. Und zweitens Störungen der Frequenz und besonders der Rhythmik, deren Sitz im Herzen selber gelegen ist; unter Anerkennung der myogenen Theorie wird man hier eine Änderung funktioneller oder anatomischer Natur des spezifischen Muskelsystems annehmen können, wenngleich auch funktionelle Störungen offenkundig unter nervösem Einfluß stehen.

Die sogenannten Klappenfehler haben ihre charakteristische Semiotik, die im allgemeinen Wissen der Ärzte verankert ist. Die Untersuchung zur bloßen Feststellung eines Klappenfehlers ist relativ einfach und sie ist befriedigend, weil sie rasch zu einer positiven Erkenntnis führt. Wie anders die diagnostische Exploration einer Rhythmusstörung, insbesondere dann, wenn nicht das Vorhandensein eines Klappenfehlers wenigstens scheinbar einen Anhaltspunkt für die Erklärung ihres Zustandekommens abgibt. Die diagnostische und prognostische Beurteilung einer Frequenz- oder Rhythmusstörung verlangt ein intensives Eingehen in die ganze Persönlichkeit.

Schon die A n a m n e s e kann einen Einblick in die Entstehungsursache geben. Auf zwei Momente allgemeiner Natur ist besonders zu achten. Einerseits auf Zeichen einer N e u - r a s t h e n i e überhaupt; sie erinnert uns, daß dabei die Reizbarkeit erhöht ist, so daß schon Organreize physiologischer Größenordnung zu pathologischen Reaktionen führen können. Diese Übererregbarkeit kann auf einer angeborenen konstitutionellen Minderwertigkeit beruhen, sie kann konditionell durch das Milieu, die Intensität der Beanspruchung etc. gefördert sein, sie kann indirekt durch endokrine Störungen hervorgerufen sein. Hier sind es vor allem die Hyper- oder Dysthyreosen, die auch als rudimentäre Formen in Betracht zu ziehen sind. Es verdient vermerkt zu werden, daß die als Kardinalsymptom des Hyperthyreoidismus aufgestellte Herzbeteiligung dabei in mehr als 50% eine gewöhnliche Sinustachykardie ist. Allerdings kommt auch noch eine toxische Wirkung auf die Herzmuskulatur selbst nicht selten vor. Wie sehr aber die Erhöhung der Reizbarkeit des gesamten Nervensystems vorherrscht, beweisen dabei jene Versuche, die neben der sympathisch bewirkten Tachykardie gleichzeitig eine Übererregbarkeit des Vagus ergeben: es ist die gesteigerte Pilokarpinempfindlichkeit, es ist der in den meisten derartigen Fällen positive Bulbusdruckversuch.

Das zweite Moment allgemeiner Natur ist die Nachforschung nach I n f e k t i o n e n im Hinblick auf die durch sie möglicherweise hervorgerufenen Myokardläsionen. Dieser Zusammenhang ist bekannt. Wohl aber verdient es eines Hinweises, daß auch bei der begründeten Annahme einer toxischen Myokardläsion differentialdiagnostische sowie prognostische Unterschiede zu machen sind, wobei insbesondere auf jene Schädigungen erinnert wird, die im Zusammenhange mit rheumatischen oder mit rheumatoiden Gelenkserkrankungen auftreten. Beide chronischen Infekte mit ihrer herabgesetzten Immunität greifen das Herz an, die echte Polyarthritis rheumatica kann aber durch ihre spezifischen subendokardialen und myokardialen knötchenartigen Infiltrationen Rhythmusstörungen besonderer Art und Dauer hervorrufen, die anders zu beurteilen sind, als jene zum Beispiel bei Rheumatoid, Pneumonie oder Typhus und schließlich auch bei der Lues. Die luetische Infektion wird, von der Möglichkeit gummöser Prozesse abgesehen, vielmehr auf dem Umwege der Gefäßveränderung das Myokard angreifen. Insofern besteht also die Pflicht, mit besonderer Aufmerksamkeit nach den Spuren einer überstandenen Lues zu forschen. Die mit ihr in Verbindung stehenden Gefäßschädigungen, seien sie nun an der Aorta, seien sie an den Kranzgefäßen, nehmen maßgebenden Einfluß nicht nur auf das therapeutische Vorgehen, sondern auch auf die prognostische Beurteilung.

Infektionen sind aber auch noch von einem anderen Gesichtspunkte aus ätiologisch bedeutungsvoll. Wir haben gesehen, daß bestimmte funktionelle Störungen „anfallsartig" auftreten; insbesondere gilt dies für die paroxysmale Tachykardie. Das, was wir über die „Anfallskrankheiten" wissen, gilt nach den sich häufenden Erfahrungen auch hier; sie bilden manchmal ein anaphylaktisches Äquivalent, das sich mit Urtikaria, mit Asthma bronchiale kombiniert oder abwechselt. Die nach einem tachykardischen Anfalle manchmal auftretenden profusen Diarrhoen sprechen auch für diese Annahme. Das letzte Symptom der Darmirritation besagt nicht eindeutig, daß die Anaphylaxie gerade nur auf der Resorption pathologischer Darmprodukte basieren müsse, wenn auch dieser Modus der Entstehung nicht geleugnet werden soll. Trotz des schon erfolgten Hinweises auf den Zusammenhang der paroxysmalen Tachykardie mit Darmstörungen wäre die Begrenzung der anaphylaktischen Entstehungsursache auf diesen Organkomplex zu einseitig.

Und damit komme ich zu dem Hinweis auf die Wichtigkeit der Untersuchung des Gefäßsystems überhaupt. Die Mitwirkung des Gefäßsystems für die Aufrechterhaltung der Zirkulation steht außer Diskussion; hier erscheint sie von besonderer Wichtigkeit aber zwecks Ausbildung kompensatorischer Maßnahmen für das unter ungünstigeren Bedingungen arbeitende Herz. Nicht bloß, daß ein schlechter ernährter Herzmuskel einer längeren Erholungspause bedarf, wenn er bei erhöhter Frequenz nicht zu bald versagen soll, verweise ich insbesondere auf die Wichtigkeit der Zuströmungsverhältnisse beim Vorhofflimmern oder Vorhofflattern, sowie insbesondere bei der Vorhofpfropfung; verweise ich nochmals auf die Bedeutung vor allem des systolischen Druckes für die Entleerungsbedingungen bei arrhythmischer Ventrikeltätigkeit, sei sie nun durch Extrasystolie oder

durch Vorhofflimmern oder durch eine Blockierung hervorgerufen.

Und aus therapeutischen Rücksichten ist hiebei jener mit
einer Störung des Cholesterinstoffwechsels (Hyperchole-
sterinämie) verknüpften Trias zu erinnern, die sich durch
Arteriosklerose, Xanthom und Gerontoxon klinisch manifestiert
und die, von sonstigen Erwägungen abgesehen, auch einmal eine
vegetarische Diätform bei Rhythmusstörungen indirekt angezeigt
erscheinen läßt. Die Erwähnung dieses diätetischen Beispieles
erfolgt nur, um zu zeigen, auf wie vielerlei Wegen unser therapeutisches Vorgehen zu erfolgen hat, wenn wir nur die Entstehungsursache einer Rhythmusstörung richtig erfassen.

Da in den früheren Abschnitten immer wieder betont
wurde, daß die Feststellung einer Frequenz- oder Rhythmusstörung an sich nur wenig oder nichts über den Zustand des
Herzens aussagt, gewinnen jene Untersuchungsmaßnahmen eine
ganz besondere Bedeutung, die uns in der Frage über die Kraft
des Herzmuskels Aufschluß geben sollen. Denn nicht die
Frequenzstörung als solche ist es, die das diagnostische Bild
zum Abschluß bringt, sondern die Erkennung der Ursachen der vorliegenden Störung und deren begleitende
Folgezustände bestimmen Diagnose und damit auch Prognose.
Mindestens im gleichen Maße wie bei einem Klappenfehler, einem
wirklichen „Herzfehler“, werden alle jene Untersuchungsmethoden herangezogen werden müssen, die uns in den funktionellen
Zustand des Herzens Einblick gewähren können.

In erster Reihe steht dabei die Größenbestimmung
des Herzens. Die Erörterung der allgemeinen Untersuchungsmethoden liegt außerhalb des Rahmens unserer Darstellung. Aber ich bin der Beistimmung vieler Praktiker sicher,
wenn ich zugebe, daß die Fehlergrenze bei der gewöhnlich geübten perkutorischen Untersuchung so groß ist, daß geringe
Größenveränderungen nicht bei allen Fällen mit der wünschens-
werten Genauigkeit und Sicherheit erhoben werden können,
insbesondere dann nicht, wenn gerade eine mit Fettgewebe
durchsetzte Mamma oder ein vergrößertes Lungenvolumen fast
unüberwindliche physikalische Hindernisse stellt. Hier und in
ähnlichen Fällen wird vielleicht die Beobachtung des Spitzenstoßes hinsichtlich seiner Lage, Ausbreitung und vor allem
seiner Intensität im Vereine mit der Bestimmung des Blutdruckes Anhaltspunkte dafür geben, ob eher eine Dilatation
oder Hypertrophie des linken Ventrikels angenommen werden
darf. Ist bei einer Verbreiterung und Verstärkung des Spitzen-

stoßes (das sind im allgemeinen die Folgen einer Umfangs-
vergrößerung des Herzens) der Puls klein, leicht unterdrückbar,
der Druck also niedrig, so wird dies als Hinweis einer dilata-
tiven Schwäche aufgefaßt werden dürfen.

Aber auch in anderen Richtungen wird sich die Nachforschung bewegen müssen, um ein beginnendes Versagen des
Kreislaufes zu erkennen. Unter den für den praktischen Arzt
leicht durchführbaren Untersuchungen kommen in Betracht:

1. die Probe auf Urobilinogenurie und Urobilinurie, die
bei positivem Ausfall, sofern nicht eine Lebererkrankung oder
toxische, fieberhafte Allgemeinerkrankung vorausging, ein recht
brauchbarer Indikator für eine nicht optimale Herzfunktion ist;

2. grobe orientierende Untersuchungen über Störungen im
Wasserhaushalt. In der einfachsten Weise geschieht dies durch
getrennte Messung der Tag- und Nachtharnmenge. Die N y k -
t u r i e ist ein häufiges Symptom einer Verschlechterung der
Zirkulation; allerdings kommt sie auch aus anderen Gründen
gelegentlich vor und ebenso gibt es auch trockene Formen einer
Insuffizienz des Herzens. Im Verein mit anderen Beobachtungen
wird aber doch das Symptom der nächtlichen Wassermobili-
sierung einen Wink für größere Vorsicht geben. — Auf einem
ähnlichen Vorgange beruht die sogenannte W a s s e r p r o b e:
Man läßt den Patienten morgens im Liegen nach Entleerung
des Nachtharns durch fünf Stunden hindurch stündlich 150
Kubikzentimeter Wasser trinken und stündlich den Harn entleeren und messen. In der vierten und fünften Stunde stellt man
das Fußende des Bettes um 20 Zentimeter höher oder erzielt
durch Kissen eine entsprechende Hochlagerung beider Beine.
Sind während der durch ein bis zwei Stunden durchgeführten
Hochlagerungen die stündlichen Harnmengen gegenüber dem
früheren Stundendurchschnitt erhöht, so deutet dies auf eine
nicht vollwertige Herzkraft hin.

Diese hier angeführten diagnostischen Behelfsmethoden
sind recht wichtig; können sie doch im häuslichen Milieu vorgenommen werden und ist ihr Ergebnis doch mit einer gewissen
Verläßlichkeit zu verwerten; ihr relativer Wert wird dadurch
noch erhöht, daß wir einen Einblick in vielleicht in Vorbereitung
befindliche Störungen erhalten können, bevor sich noch Stauungserscheinungen in grober Weise bemerkbar machen; liegen
Stauungen einmal vor, so wird man selbstverständlich auf die
vorher erwähnten Untersuchungen verzichten.

Die sonst empfohlenen Untersuchungen, die Reaktion des
Herzens auf bestimmte Bewegungsleistungen, wie Kniebeugen,

Aufdensesselsteigen usw. zu prüfen, sind bei den in Betracht kommenden Fällen von Rhythmusstörungen nur mit ganz besonderer Überlegung durchführbar. Man muß schon eine halbe Diagnose gemacht haben, um zu wissen, wie eine Reaktion gedeutet werden darf. Bei der Extrasystolie wurde darauf hingewiesen, daß sie bei vermehrter körperlicher Arbeit wenigstens durch die Frequenzerhöhung schwinden kann; bei den Reizleitungsstörungen wieder, daß durch Verkürzung der Erholungspause eine raschere Erschöpfung der Reizleitung mit Systolenausfall eintreten kann; und bei Vorhofflimmern braucht überhaupt keine kompensatorische Reaktion in der Ventrikelschlagfolge aufzutreten. Gewiß ist das Verfahren brauchbar, aber wie schon erwähnt, das Ergebnis ist sorgfältig zu überprüfen und bringt uns in unklaren, komplizierten Fällen überhaupt nicht weiter; zumindest nicht in jener hier vorliegenden Frage über die Kraft des Herzens.

Wenn ich die Prognose als die Diagnose des Kommenden, soweit sie sich aus dem gegenwärtigen Zustandsbild ableiten läßt, bezeichne, so ist damit angedeutet, daß die Prognose die Krönung jener analytischen und synthetischen Gedankenarbeit ist, welche die Pathologie des Organs und des Gesamtindividuums zu erfassen trachtet. Für die Verwertung zur Prognose werden jene Erkenntnisse von größtem Gewichte sein, die sich auf das erkrankte Organ selbst beziehen; demnach die Feststellung der Art und Intensität der Funktionsstörung und der Ausbildung kompensatorischer Vorgänge. Aber unabhängig davon werden sich Erfahrungen, die über die Individualpathologie hinausgehend an einem größeren Materiale von einem oder mehreren Beobachtern gesammelt worden waren, nützlich erweisen, um allgemeine Richtlinien für die prognostische Bewertung zu geben.

Ganz besonders denke ich hier an solche Fälle, die nicht einmal ihrer ausgesprochenen Herzstörungen wegen den Arzt aufsuchen, bei denen also die Funktionsänderung als Nebenbefund einer anderen Erkrankung erhoben wurde oder noch vielmehr an solche Fälle, die vielleicht wegen des Abschlusses eines Versicherungsvertrages oder einer sonst benötigten amtlichen Bescheinigung ihrer Gesundheit und Leistungsfähigkeit zur Untersuchung kommen. Da ich bei derartigen Fragekomplexen mehrfach irrtümlichen Auffassungen begegnete, die unbegründet wirtschaftlichen Schaden für den Untersuchten im Gefolge hatten, möchte ich doch einige Leitsätze aufstellen.

Der erste ist — und das wurde bei den einzelnen Abschnitten schon deutlich genug hervorgehoben — daß wir aus der Feststellung einer Störung der Frequenz und Rhythmik an sich allein noch keine Prognose ableiten dürfen. Erst im Vereine mit den Untersuchungsergebnissen über den Gesamtzustand des Herzens und des Gefäßapparates kommen wir zu einem brauchbaren Resultate. Man wird also die Genese, den Zustand der Klappen, die Größe und Anpassungsfähigkeit des Herzens an körperliche Mehrbeanspruchungen, den Zustand der Gefäße zu berücksichtigen haben. Aus einer großen Statistik über paroxysmale Tachykardie ist zu entnehmen, daß von jenen Fällen, die keine oder nur geringe Veränderungen am Herzen in der angeführten Richtung aufweisen, nur 10 Prozent an einem Herzleiden starben; ist eine Aorten- oder Koronarerkrankung dabei, so erhöht sich dieser Anteil auf 57 Prozent. Und eine andere Statistik einer Lebensversicherungs-Gesellschaft besagt, daß bei der gewöhnlichen Extrasystolie kein Grund besteht, sie hinsichtlich der Lebensdauer ungünstiger zu beurteilen. Etwas ähnliches, wenn auch mit einer größeren Reserve, gilt für das Vorhofflimmern, dessen Diagnose manche Ärzte mit Schrecken hören; absichtlich verwies ich darauf, daß es Patienten gibt, die es viele Jahre mit sich tragen.

Naturgemäß werden für die prognostische Beurteilung auch die sogenannten äußeren Faktoren ins Kalkül zu stellen sein, wie soziale Stellung, Durchführbarkeit gewisser Schonungsvorschriften usw.

Nicht nur eine intensive, auch eine extensive Untersuchung derartiger Patienten ist nötig. Aus der eigenen Erfahrung erinnere ich an funktionelle Herzstörungen, die bei Lungenerkrankungen, speziell bei der Tuberkulose auftreten, am ehesten dann, wenn durch eine Pleuritis eine Mitbeteiligung des Mediastinums gesetzt ist. Ich sah Vorhofflimmern durch ein mediastinales Emphysem. Aus dieser oder einer anderen Störung der Herzrhythmik können wir manchmal indirekt eine Erkrankung des Mittelfeldes diagnostizieren. Selbstverständlich hängt hier die prognostische Beurteilung weniger vom Herzen als von der Grunderkrankung ab. Die nämlichen Erwägungen gelten auch, um häufigere Beispiele zu bringen, für eine Nieren- oder Lebererkrankung, die genetisch vielleicht als Begleiterkrankung anzusehen sind, prognostisch aber wesentlich ernster gewertet werden müssen.

Überdenken wir die diagnostischen Fragen, die bei derartigen Fällen der Beantwortung harren, so müssen wir gestehen, daß sie wohl zu den schwierigsten Aufgaben gehören, die dem allgemein-praktischen Arzte gestellt sind. Es handelt sich ja nicht bloß um die Erkennung einer Störung in der Frequenz oder Rhythmik, die an sich schon schwer oder unmöglich sein kann ohne Heranziehung komplizierterer Untersuchungsmethoden. Aber damit allein sind die Pflichten noch nicht erfüllt. Die Zurücklegung des weiteren diagnostischen Weges verlangt außer der Vertrautheit mit den Problemen ein außerordentliches Maß an Zeit, Geschicklichkeit und Geduld für die Beobachtung.

Schade, daß diese feine Arbeit des Intellekts weniger gewertet wird als manche gröbere der Hand.

Sachverzeichnis.

Medizinisches Seminar

Herausgegeben vom

Wissenschaftlichen Ausschuß des Wiener medizinischen Doktorenkollegiums

508 Seiten. Ausgabe 1926. In Ganzleinen gebunden Reichsmark 13·50

Wenige Monate nach Erscheinen mußte, um der wachsenden Nachfrage zu genügen, ein unveränderter Neudruck angefertigt werden.

Der praktische Arzt findet hier in gedrängter Form die wichtigsten Fragen, die in der Praxis an ihn herantreten, knapp und übersichtlich beantwortet und nach Materien geordnet. Ein sorgfältiges alphabetisches Register ermöglicht ein rasches Nachschlagen.

Medizinisches Seminar—Neue Folge

eine notwendige Ergänzung

des obigen Bandes, da durchaus neue Themen Aufnahme fanden

445 Seiten. 1928. In Ganzleinen gebunden Reichsmark 13·50

Aus den zahlreichen Besprechungen der ersten Folge:

Eine ungemein interessante Fülle von Fragen aus allen Gebieten der ärztlichen Praxis ist hier in anregendster Weise besprochen. Besonders wertvoll wird das Buch durch ein umfassendes Register. Es ist ein Buch, aus dem besonders der Praktiker einen selten großen Gewinn haben kann und in dem er auf die meisten ihn beschäftigenden Fragen eine Antwort finden wird.

(Klinische Wochenschrift)

. . . Das Buch, dessen Inhalt alphabetisch nach Schlagwörtern auf das Übersichtlichste geordnet ist, wird dann vor allem erwünscht sein, wenn eine rasche prägnante und dem letzten Stande der Forschung entsprechende Orientierung über ein Wissensgebiet der Medizin gesucht wird. So wird das Buch sowohl dem praktischen Arzte als auch dem Facharzte, letzterem zur raschen Belehrung über ein ihm fernerstehendes Gebiet, äußerst willkommen sein.   (Zentralblatt für Haut- u. Geschlechtskrankheiten)

Man darf also wohl sagen, das Buch ersetzt eine kleine Bibliothek, die übersichtliche und alphabetische Anordnung macht es zu einem praktischen Nachschlagebuch für den ärztlichen Schreibtisch, eingestreute Bemerkungen vermitteln gelegentlich die neueren chemischen, physiologischen und pharmakologischen Erkenntnisse und vertiefen damit den Wert der Darstellnng.   (Bayrisches ärztliches Korrespondenzblatt)

So greift das Buch gerade aus Wissenschaft und Praxis die Fragen heraus, über die der beschäftigte Arzt am meisten der Aufklärung und der Belehrung über die neuesten Methoden und Forschungsergebnisse bedarf.   (Westd outsehe Ärzte Zeitung)